中医速查宝典系列

主编／郭长青　曹榕娟　刘乃刚

芒针疗法

速查

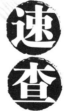

中国科学技术出版社
·北京·

图书在版编目（CIP）数据

芒针疗法速查 / 郭长青，曹榕娟，刘乃刚主编 . —北京：中国科学技术出版社，2020.9
（中医速查宝典系列）
ISBN 978-7-5046-8733-3

Ⅰ . ①芒… Ⅱ . ①郭… ②曹… ③刘… Ⅲ . ①针灸针—针灸疗法 Ⅳ . ① R245.31

中国版本图书馆 CIP 数据核字 (2020) 第 132641 号

策划编辑	焦健姿　韩　翔
责任编辑	王久红
装帧设计	佳木水轩
责任印制	李晓霖

出　　版	中国科学技术出版社
发　　行	中国科学技术出版社有限公司发行部
地　　址	北京市海淀区中关村南大街 16 号
邮　　编	100081
发行电话	010-62173865
传　　真	010-62179148
网　　址	http://www.cspbooks.com.cn

开　　本	880mm×1230mm 1/64
字　　数	87 千字
印　　张	4.75
版　　次	2020 年 9 月第 1 版
印　　次	2020 年 9 月第 1 次印刷
印　　刷	天津翔远印刷有限公司
书　　号	ISBN 978-7-5046-8733-3 / R・2596
定　　价	29.80 元

编著者名单

主　编　郭长青　曹榕娟　刘乃刚

副主编　陈幼楠　张　义　冯　涛

编　者　(以姓氏笔画为序)

尹　萍　卢　婧　芮　娜

吴　凡　宋美扬　张学梅

张慧方　陈树楷　金　燕

周鸯鸯　钟鼎文　郭　妍

内容提要

本书由北京中医药大学针灸推拿学院的专家、教授编写，先对芒针疗法的特点、针具结构、针刺方法、针刺穴位、适应证、禁忌证及注意事项等知识进行概要性阐述，然后重点介绍了芒针疗法对神经系统疾病的治疗，同时附以精美插图，具有简明实用、易学易记、图文并茂的特点。本书适合从事针灸临床、教学、科研的工作人员，以及学生、中医爱好者研读，是一本非常实用的芒针疗法口袋书。

前　言

芒针疗法是一种独特有效的治疗方法，是针灸疗法中的一种，是针灸学的重要组成部分。

芒针疗法在我国有着悠久的历史，《黄帝内经》就有关于芒针的记载。随着历代医家的临床应用与研究，芒针疗法得到不断的发展与完善，并成为针灸疗法中一个独特的医疗体系。然而历代医著虽对芒针有记载，但如何系统搜集和整理芒针疗法独特的宝贵治疗经验，让芒针这一古老而又传统的治疗方法重放昔日异彩，更好地指导临床实践，仍是我们亟待解决的问题。

芒针疗法是用芒针针刺来治疗疾病的方法。芒针针体细长，既可以深刺经脉腧穴，又有透穴强刺激的作用性质，它弥补了毫针的不足，拓展了毫针的使用范围，同时相较于毫针又具有取穴少、感传远、作用广的优点。由于其针具、针法及临床选穴有别于毫针，故此主治范围和作用原理与毫针也有所区别。芒针疗法可用于急症、精神神经系统、内科、泌尿生殖系统、运动系统、感觉器官、外科、内分泌等各科疾病，尤以神经系统疾病的应用最为广泛。

为帮助针灸医师及相关人士更好地掌握芒针疗法，我们编写了本书。全书分为上下两篇。上篇为芒针疗法总论，介绍了芒针疗法的特点、针具结构、针刺方法、针刺穴位、适应证、禁忌证及注意事项等内容。下篇为芒针疗法的临床应用，主要介绍了芒针疗法对神经系统疾病的治疗，具有一定的临床参考价值。本书可为针灸临床、教学、科研工作人员及中医爱好者提供阅读参考。

目　录

上　篇
芒针疗法总论

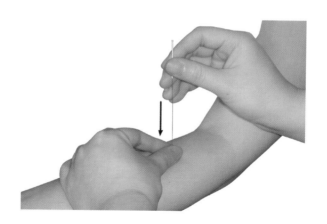

芒针是一种特制的长针，一般用较细而富有弹性的不锈钢丝制成，因针身细长如麦芒，故称为芒针。由古代九针之一的"长针"发展而来，常用芒针长度为5～8寸，也有长度在1尺以上的。

运用芒针针刺穴位来预防和治疗疾病，即芒针疗法。本疗法具有疏通经络、调节人体脏腑功能的作用。其特点是取穴少、感传远、作用广。如芒针针刺鸠尾、巨阙穴，可以调节上焦与全身的功能，治疗精神障碍方面的疾病，如精神分裂症、狂躁症；针刺中脘则调节中焦与全身的功能，可治疗消化系统疾病，并常用于急救中；针刺水分、阴交穴可以治下焦疾病，如小便不利、子宫脱垂等；取环跳、秩边，可治疗腰、腿疼痛、麻木及下肢瘫痪等疾病。

◆ 芒针疗法的特点

芒针在刺法、治疗、选穴上均有自己的独特性，对于通调腹气、疏理气机、治疗某些顽疴陈疾优于其他针法。

1. 芒针深透，直达病所

芒针细长，特别适合治疗部位较深的顽疾。

2. 配方选穴"少而精"

如哮喘仅取天突一个穴位，运用特定的技巧和手法，即可奏止咳平喘、宣肺通气之功效。

3. 一针多透，穴少而精

从某一穴位进针以后，根据治疗需要，采用"点刺深透""斜刺平透""横刺沿皮透"等手法。可以从一个穴位向另一个或几个穴位透刺，也可进针后向几个方向分别透刺。如上脘向中脘、下脘透刺；膻中向鸠尾或向两侧乳根分别透刺等。

4. 弯针透刺，方向明确

芒针疗法针身较长，进针较深，尤其透刺法、弯针法，故特别重视进针方向、角度和深度，针法操作技术及对人体解剖结构的认识。

5. 精选特殊穴位

芒针创用穴、重用穴和部分重要经穴透穴，如全知、颈臂等。

6. 功专效佳

芒针疗法特别重视气至病所，因而可获得奇效。

7. 刺法独特

操作时需双手协作，灵活配合，刺手与押手同样重要。

◆ 针具结构

芒针的针具结构可分为五个部分（图 1-1）：针尖、针体、针根、针柄、针尾。

临床一般可见 5 寸、6 寸、7 寸、8 寸、10 寸、15 寸等数种长度芒针，其中以长度 5～8 寸，26 号、28 号、30 号粗细的芒针多用。

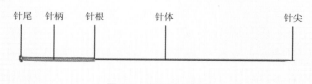

▲ 图 1-1 芒针针具结构

◆ 针刺方法

芒针操作手法是由针刺基本手法演变而来，但因针身较长，操作起来较毫针困难，应用前必须练习基本功，需掌握人体穴位深部的解剖知识，做到胆大心细，切勿轻率疏忽。

1. 进针

进针要轻巧，利用钢丝的弹性，缓缓按压，以达到进针时最大限度地减轻疼痛或无痛。进针时要分散患者的注意力，使其消除对芒针的恐惧心理，以避免肌肉紧张给进针带来困难。进针时，在所取穴位局部常规消毒后，刺手执针柄，使针尖抵触穴位，左手拇、食指挟持针尖上部，两手同时用力，压捻结合，迅速刺过表皮。然后再徐徐捻进，达到预定深度。进针时应避免操之过急，形成针体弯曲或摆动，造成进针困难或改变方向（图 1-2）。

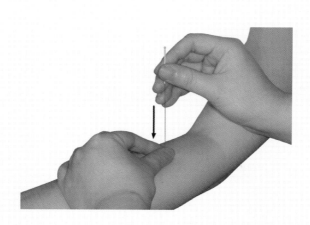

▲ 图 1-2　芒针进针法

2. 捻转

当进针达到一定深度后，可以施行捻转手法。捻转宜轻巧，幅度不宜过大。以拇指对食、中两指的前后捻动为主，不能只向单一方向捻转，以防针身被肌肉纤维缠绕，增加患者疼痛或滞针。另外，捻转的动作按一定的规律结合轻重、快慢、方向的不同要求，可以起到一定的补泻作用。

3. 透刺法

本法又称"透针刺法""透穴刺法"，指一针透达两个或多个穴位，治疗疾病的一种方法，是芒针临床使用上较为重要的部分。本法取穴少，得气穴位多，避免多穴进针，可减轻患者痛苦；一针可贯通多经，起到疏通经络、调理气血运行的作用；扩大感应面及腧穴主治范围，使针感易于扩散，疗效较好。

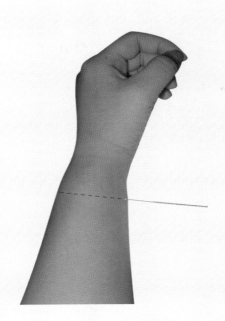

▲ 图 1-3　直刺深透

(1) 直刺深透：直刺进针，由一侧腧穴向其对侧相应腧穴透刺，刺入腧穴得气后，针尖继续刺入，相应腧穴得气后，实施相应手法。多用于病变涉及机体表里、阴阳两经的病证或肌腱关节附近病位较深的病证可直达病所。如阳陵泉透阴陵泉治疗胆道疾病，中脘直刺深透理气急救，内关透外关治疗心胸病证等（图 1-3）。

(2) 斜刺平透：斜刺进针，从一穴透至病变经络、脏腑相关的腧穴，针刺得气后实施针刺手法。多用于病变涉及相邻经脉穴位的透刺以及病在肌层，部位较深者。如曲池透手三里（图 1-4）。

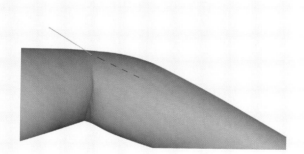

▲ 图 1-4　斜刺平透

(3) 横刺沿皮透：横刺进针，由一穴向相关腧穴透刺。多用于头部、胸背、四肢皮肉浅薄处，附近有血管、深部有重要脏器处的部位，以及病位表浅的疾患。如命门透志室治疗腰痛，太阳透率谷治疗头痛，内关透间使治疗心胸病证等（图1–5）。

(4) 定向透刺法：透刺过程中，芒针定向深透直达病所。多用于病在深部器官，不宜从就近部位刺入者。如秩边定向透刺治疗前列腺等疾病。

(5) 特殊弯针透刺法：透刺过程中需要弯针，双手配合操作。多用于特殊部位的弯针透刺，如天突弯针透刺法治疗呼吸系统疾病。

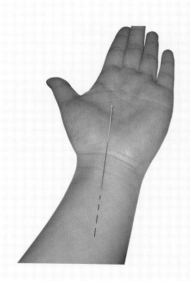

▲ 图 1-5　横刺沿皮透

◆ 针刺穴位

（一）透刺穴

1. 神庭透印堂

【定位】神庭穴位于前发际正中直上0.5寸处，向下至当两眉头之间的印堂（图1-6）。

【操作】患者仰卧位，针尖自神庭进入，针身沿皮下刺至两眉头之间的印堂穴。

【深度】进针3～4寸。

【针感】局部酸胀感。

【主治】前头痛、鼻炎、失眠等。

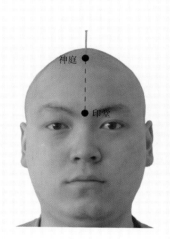

神庭

印堂

▲ 图 1-6　神庭透印堂

2. 太阳透率谷

【**定位**】太阳穴位于眉梢与目外眦之间向后 1 横指的凹陷处，斜向上至耳尖上方的率谷穴（图 1-7）。

【**操作**】患者仰卧位，针尖自太阳进入，针身沿皮下刺至耳尖上方的率谷穴。

【**深度**】进针 3～4 寸。

【**针感**】局部酸胀感。

【**主治**】偏头痛、面神经麻痹等。

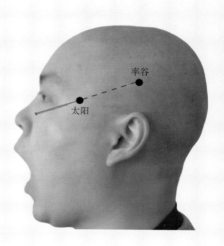

率谷

太阳

▲ 图 1-7　太阳透率谷

3. 太阳透下关

【**定位**】太阳穴位于眉梢与目外眦之间向后 1 横指的凹陷处，斜向下至耳前颧弓下缘凹陷中的下关穴（图 1-8）。

【**操作**】患者仰卧位，针尖自太阳进入，针身平斜向下稍后方，进针要缓慢，从太阳穴通过颧弓直达下关。

【**深度**】进针深度约 2～3 寸。

【**针感**】以上齿及颊部有酸麻胀感为度。

【**主治**】头痛、偏头痛、三叉神经痛、牙痛、面神经麻痹、面肌痉挛、下颌关节炎、牙关紧闭、咀嚼无力等。

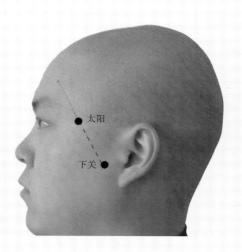

▲ 图 1-8 太阳透下关

4. 头维透太阳

【定位】头维穴位于额角入发际 5 分处，斜向下至眉梢与目外眦之间向后 1 横指的凹陷处的太阳穴（图 1-9）。

【操作】患者仰卧位，针尖自头维进入，针身沿皮下刺至太阳穴。

【深度】进针 3~4 寸。

【针感】局部酸胀感。

【主治】偏头痛、面神经麻痹等。

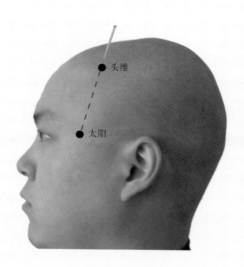

▲ 图 1-9　头维透太阳

5. 阳白透鱼腰

【定位】阳白穴位于瞳孔直上眉上 1 寸处，向下至眉弓中点的鱼腰穴（图 1–10）。

【操作】患者仰卧位，针尖自阳白穴进入，针身沿皮下刺至眉弓中点的鱼腰穴。

【深度】进针 1 寸。

【针感】局部酸胀感。

【主治】面神经麻痹、眼睑下垂、眶上神经痛等。

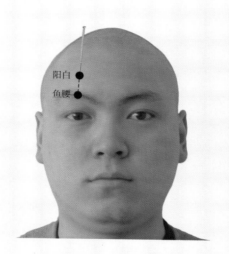

▲ 图 1-10　阳白透鱼腰

6.鱼腰透攒竹

【定位】鱼腰位于眉弓中心(直视正对瞳孔)稍上方,向内至眉内端的攒竹穴(图 1–11)。

【操作】患者仰卧位,针尖自鱼腰穴进入,针身沿皮下刺至攒竹穴。

【深度】进针 1.5 寸。

【针感】局部酸胀感。

【主治】面神经麻痹、面神经痉挛、眼睑下垂、眶上神经痛、前额头痛等。

【注意】进针轻捻缓进。

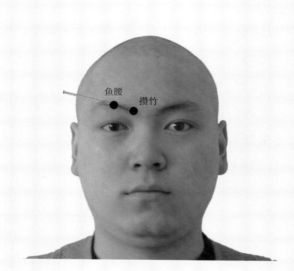

鱼腰

攒竹

▲ 图 1-11　鱼腰透攒竹

7. 迎香透下睛明

【定位】迎香位于鼻翼旁 5 分处，正当鼻翼外缘中点，鼻唇沟中，斜向上至目内眦下 2 分的下睛明穴（图 1–12）。

【操作】患者仰卧位，针尖向上，自迎香穴进针，沿皮刺入直达下睛明穴

【深度】进针 1～2 寸。

【针感】局部酸麻胀感。

【主治】鼻窦炎、副鼻窦炎、鼻炎、鼻息肉、嗅觉障碍、面神经麻痹的目睛闭合不严、小儿昏睡露睛等。

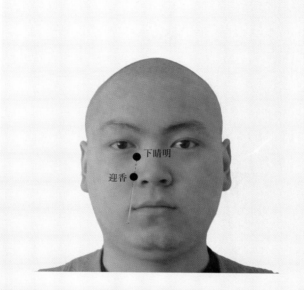

下睛明

迎香

▲ 图 1-12　迎香透下睛明

8. 颧髎透听宫

【定位】颧髎穴位于颧骨下缘凹陷中，目外眦直下，向外至耳屏前正中凹陷处的听宫穴（图 1–13）。

【操作】患者仰卧位，针尖自颧髎进入，针身沿面部表情肌刺向耳前听宫穴。

【深度】进针 3 寸左右。

【针感】局部酸胀感。

【主治】面神经麻痹、面肌痉挛、耳鸣等。

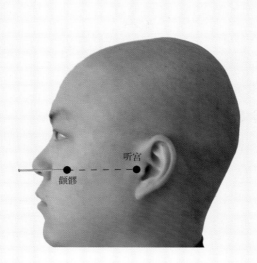

▲ 图 1-13 颧髎透听宫

9. 瞳子髎透听宫

【**定位**】瞳子髎穴位于目外眦旁，眶外侧缘处，向外下至耳屏前正中凹陷处的听宫穴（图 1–14）。

【**操作**】患者仰卧位，针尖自瞳子髎进入，针身沿颞肌刺向耳前听宫穴。

【**深度**】进针 3 寸左右。

【**针感**】局部酸胀感。

【**主治**】面神经麻痹、面肌痉挛、偏头痛、耳鸣等。

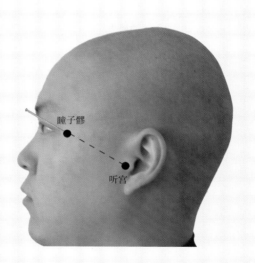

瞳子髎

听宫

▲ 图 1-14　瞳子髎透听宫

10. 地仓透水沟

【**定位**】地仓位于口角旁开，上直对瞳孔处，斜向内上至正中人中沟中上 1/3 交界处的水沟穴（图1-15）。

【**操作**】患者仰卧位，针尖自地仓进入，针身沿口轮匝肌于皮下刺至水沟穴。

【**深度**】进针 2 寸左右。

【**针感**】局部酸胀感。

【**主治**】面神经麻痹、面肌痉挛、流涎等。

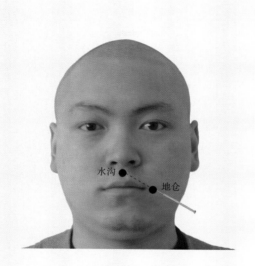

▲ 图 1-15　地仓透水沟

11. 地仓透颧髎

【**定位**】地仓位于口角旁开，上直对瞳孔处，斜向上至颧骨下缘凹陷处、目外眦直下的颧髎穴（图 1-16）。

【**操作**】患者仰卧位，针尖自地仓进入，针身沿口轮匝肌经咬肌直达下关穴。

【**深度**】进针 2 寸。

【**针感**】局部酸胀感。

【**主治**】面神经麻痹、中风口㖞、面肌痉挛、流涎、牙痛、面肌萎缩等。

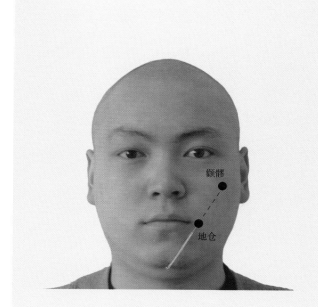

▲ 图 1-16　地仓透颧髎

12. 地仓透耳门

【定位】地仓位于口角旁开，上直对瞳孔处，斜向上至耳屏上切迹前方的耳门穴（图 1–17）。

【操作】患者仰卧位，针尖自地仓进入，针身经颊肌直达耳门。

【深度】进针 3～4 寸。

【针感】局部酸胀感。

【主治】面神经麻痹、三叉神经痛、面肌痉挛、面肌萎缩、流涎、口喝等。

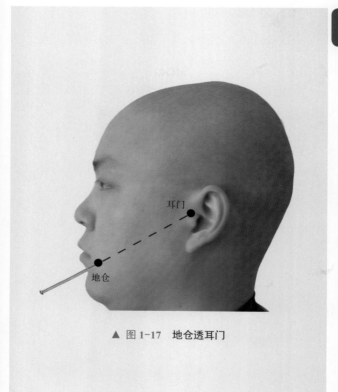

▲ 图 1-17　地仓透耳门

13. 承泣透地仓

【定位】承泣穴位于瞳孔直下 0.7 寸处,向下至口角旁开、上直对瞳孔处的地仓穴(图 1-18)。

【操作】患者仰卧位,针尖自承泣进入,针身沿上唇方肌进入口轮匝肌刺至地仓穴。

【深度】进针 4 寸左右。

【针感】局部酸胀感。

【主治】面神经麻痹、面肌痉挛等。

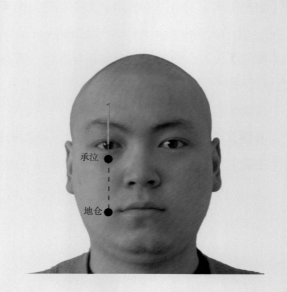

▲ 图 1-18　承泣透地仓

14. 颊车透地仓

【定位】颊车穴位于下颌角前上方，斜向上至口角旁开、上直对瞳孔处的地仓穴（图 1–19）。

【操作】患者仰卧位，针尖自颊车进入，针身从咬肌进入口轮匝肌刺至地仓穴。

【深度】进针 3～4 寸。

【针感】局部酸胀感。

【主治】面神经麻痹、面肌痉挛等。

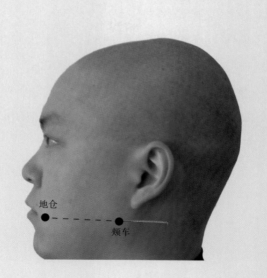

▲ 图 1-19　颊车透地仓

15. 下颊车透扁桃

【定位】下颊车穴位于下颌角内侧之凹陷中，斜入咽峡部的扁桃体处（图1-20）。

【操作】患者取仰卧位，针尖直向前上方，自下颊车进针，通过口底部直达咽峡扁桃体处。

【深度】进针1～2寸。

【针感】局部呈鱼刺异物感，放射到咽的扁桃体部为度。

【主治】扁桃体炎、咽喉炎、吞咽困难、舌强语塞、声带麻痹、口干少津等。

【注意】轻捻缓进，注意针刺方向。

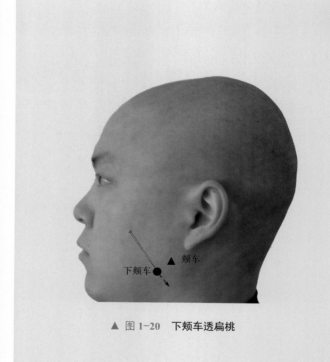

▲ 图1-20　下颊车透扁桃

16. 下颊车透廉泉

【定位】下颊车穴位于下颌角内侧之凹陷中，平向前颈部的正中线，舌骨与结喉上中央凹陷中的廉泉处（图 1-21）。

【操作】患者取仰卧位，头略后仰，针尖自下颊车进入，沿皮向前方平刺，直达廉泉处止。

【深度】进针 2～3 寸。

【针感】局部呈酸胀感为佳。

【主治】扁桃体疾病、甲状腺肿大、吞咽困难、语言不利等。

【注意】要轻捻缓进，以免刺伤深部血管。

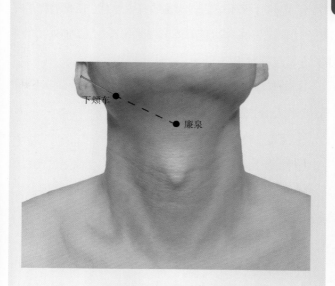

▲ 图 1-21 下颊车透廉泉

17. 天窗透人迎

【定位】天窗位于结喉平开 3.5 寸，即胸锁乳突肌的后缘，向内达胸锁乳突肌前缘、结喉外方 1.5 寸的人迎处（图 1–22）。

【操作】患者仰卧位，针尖自天窗穴处刺入，向下平对人迎穴止。

【深度】进针 1～1.5 寸。

【针感】局部有胀感，针后头部有清爽感为度。

【主治】高血压、体位性低血压、甲状腺肿大、支气管炎、哮喘、心动过速、咽喉肿痛、瘰疬、耳聋、耳鸣、扁桃体炎等。

【注意】进针要轻捻缓进，勿伤颈动脉。针刺前后，都应检查血压变化情况，进针时应避开颈动脉。

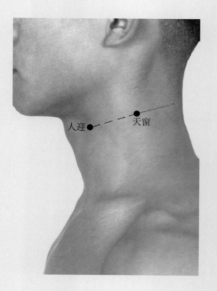

▲ 图 1-22　天窗透人迎

18. 极泉透肩髃

【**定位**】极泉位于腋窝中点，斜向前上至上臂平举肩峰前下方凹陷处的肩髃穴（图1-23）。

【**操作**】患者取仰卧位，举腋，由极泉穴稍下方一寸许进针，避开动脉对准肩端的肩髃直刺。

【**深度**】进针2～3寸。

【**针感**】肩关节周围酸胀感并有麻电感放射至手指。

【**主治**】肩关节周围炎、神经炎、颈椎综合征、半身不遂、风湿性臂痛等。

【**注意**】掌握好针刺方向，对准肩端，勿向内侧斜刺，防止造成气胸。

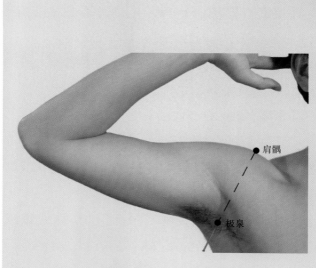

肩髃

极泉

▲ 图 1-23　极泉透肩髃

19. 极泉透肩贞

【定位】极泉位于腋窝中点，向后至腋横纹头上1寸的肩贞穴（图1-24，图1-25）。

【操作】患者仰卧位，举腋，针尖由极泉穴稍下方一寸向后平直刺入肩贞穴。

【深度】进针2～3寸。

【针感】局部呈酸麻胀感并放射到手指。

【主治】肩凝、臂丛神经痛、多发性神经炎、偏瘫、手臂麻木拘挛等。

【注意】掌握好针刺方向及深度，防止造成气胸。

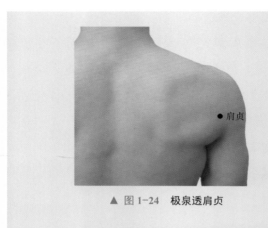

▲ 图 1-24　极泉透肩贞

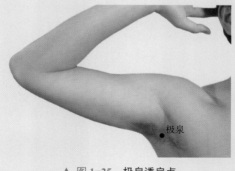

▲ 图 1-25　极泉透肩贞

20. 肩髎透臑会

【定位】肩髎穴位于臂平举，肩峰后下方凹陷处，向下至三角肌后下缘臑会穴（图 1-26）。

【操作】患者坐位，针尖自肩髎进入，针身沿三角肌刺至三角肌后下缘臑会穴。

【深度】进针 3 寸左右。

【针感】局部酸胀感，

【主治】肩周炎、上肢瘫痪等。

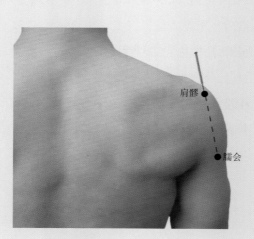

肩髎

臑会

▲ 图 1-26　肩髎透臑会

21. 臂臑透肩髃

【定位】臂臑穴位于肩部三角肌下缘的抵止处，斜向上至上臂平举肩峰前下方凹陷处的肩髃穴（图1-27）。

【操作】患者坐位，针尖自臂臑进入，针身沿肱三头肌前缘向上刺至三角肌上缘的肩髃穴。

【深度】进针3寸左右。

【针感】局部酸胀感。

【主治】肩周炎、上肢瘫痪等。

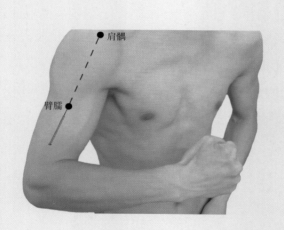

▲ 图 1-27 臂臑透肩髃

22. 曲池透肩髃

【定位】曲池位于肘横纹外侧端，向上至上臂平举肩峰前下方凹陷处的肩髃穴（图1-28）。

【操作】患者坐位或俯卧位，针尖自曲池进入，针身沿肱桡肌上刺至三角肌上缘之肩髃穴。

【深度】进针8～9寸。

【针感】局部酸胀感

【主治】上肢运动障碍、上肢肌肉萎缩、上肢麻痹等。

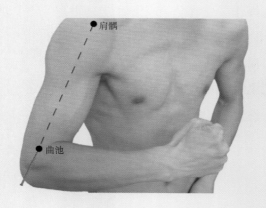

▲ 图 1-28　曲池透肩髃

23. 尺泽透太渊

【定位】尺泽穴位于肘横纹桡侧，至掌横纹动脉搏动处的太渊穴（图1-29）。

【操作】患者坐位或俯卧位，针尖自尺泽进入，针身沿肱桡肌下行，刺至掌横纹的太渊穴。

【深度】进针7～8寸。

【主治】前臂运动障碍、手指不能屈伸等。

【注意】针刺时避开血管。

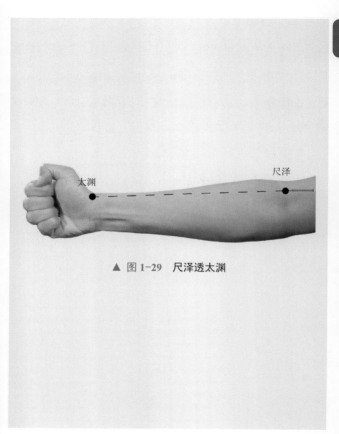

太渊

尺泽

▲ 图 1-29　尺泽透太渊

24. 内关透外关

【定位】腕横纹上 2 寸，在桡侧腕屈肌腱与掌长肌腱之间进针，向后斜刺向外关穴（图 1–30）。

【操作】患者仰卧位或坐位，仰掌，针尖自内关穴刺入，斜向外关穴。

【深度】进针 1～1.5 寸。

【针感】局部酸麻胀感，放射至前臂。

【主治】胸背挫伤、哮喘、疟疾、胸胁病、胃痛、休克、恶心、呕吐、癔病、心律不齐等。

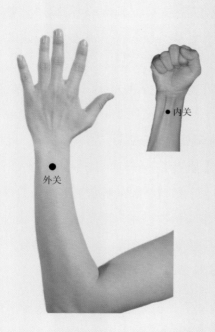

▲ 图 1-30　内关透外关

25. 合谷透后溪

【定位】合谷穴位于虎口第 2 掌骨缘的中点处，向对侧至掌指横纹尽头赤白肉际处的后溪穴（图 1–31）。

【操作】患者坐位或仰卧位，肘屈曲放于胸前，自合谷进针，针身沿手掌刺向尺侧，刺至掌指横纹尽头赤白肉际处的后溪穴。

【深度】进针 2～4 寸。

【针感】手指与局部以酸麻胀感为佳。

【主治】末梢神经炎，类风湿性关节炎，手指麻木、屈伸不利等运动障碍，脑卒中后遗症，手指震颤，书写困难等。

【注意】进针要求轻捻缓进。

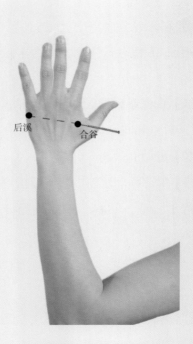

▲ 图 1-31　合谷透后溪

26. 合谷透鱼际

【定位】合谷穴位于虎口第 2 掌骨缘的中点处，直对第一掌骨中点桡侧、赤白肉际处的鱼际穴（图 1-32）。

【操作】患者仰卧位或坐位，立掌，针尖由合谷穴向下，直对鱼际穴。

【深度】进针 1～1.5 寸。

【针感】局部酸麻胀感放射至拇指和示指。

【主治】头痛、喉痹、多汗或无汗、面神经麻痹、拇指痛或痉挛等。

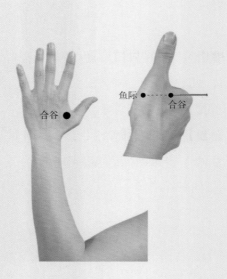

▲ 图 1-32　合谷透鱼际

27. 神门透少府

【定位】神门穴位于掌横纹尺侧端，尺侧腕屈肌桡侧凹陷中，至掌心 4、5 掌骨间之少府穴（图1-33）。

【操作】自神门进针，针身沿小指对掌肌下行，刺至 4、5 掌骨间之少府穴。

【深度】进针 3 寸左右。

【针感】局部酸胀感。

【主治】精神病、尺神经麻痹等。

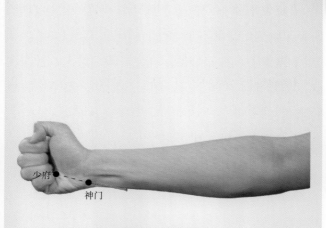

少府

神门

▲ 图 1-33　神门透少府

28. 膻中透鸠尾

【定位】膻中穴位于前胸两乳头连线的中点处，向下至胸剑结合部下 1 寸处的鸠尾穴（图 1–34）。

【操作】患者仰卧位，针尖自膻中进入，针身在皮下与胸骨体之间下行，刺至胸剑结合部下 1 寸处的鸠尾穴。

【深度】进针 2 寸。

【针感】酸胀感等针感向胸胁部、腹部放射。

【主治】精神病、心慌、哮喘等。

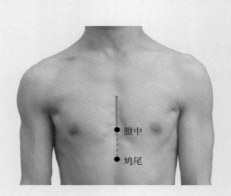

▲ 图 1-34　膻中透鸠尾

29. 上脘透下脘

【定位】上脘穴位于脐上 5 寸处，向下至脐上 2 寸的下脘穴（图 1-35）。

【操作】患者仰卧位，自上脘进针，针身沿皮下刺至脐上 2 寸的下脘穴。

【深度】进针 3～4 寸。

【针感】局部酸胀感，向脐下及两侧胸胁放射。

【主治】胃痉挛、胃下垂等。

【注意】饱食后不可针刺。

上
篇

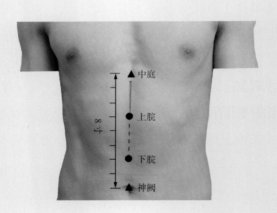

▲ 图 1-35　上脘透下脘

30. 巨阙透肓俞

【**定位**】巨阙穴位于脐中上 6 寸，向外下至脐中旁开 0.5 寸的肓俞穴（图 1–36）。

【**操作**】患者仰卧位，自巨阙进针，针身沿皮下与腹直肌之间下行，刺至肚脐左侧旁开 0.5 寸的左肓俞穴。

【**深度**】进针 6～7 寸。

【**针感**】局部酸胀感。

【**主治**】胃下垂、各种胃炎、胃肠功能紊乱等。

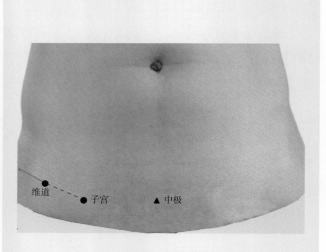

▲ 图 1-38　维道透子宫

33. 阴交透中极

【定位】阴交穴位于脐下 1 寸处，向下至脐下 4 寸的中极穴（图 1-39）。

【操作】患者仰卧位，自阴交穴进针，针身在皮下刺至脐下 4 寸的中极穴。

【深度】进针 3 寸左右。

【针感】局部酸胀感，向会阴部放射。

【主治】肾下垂、泌尿系统疾病等。

【注意】针刺前应排空小便。

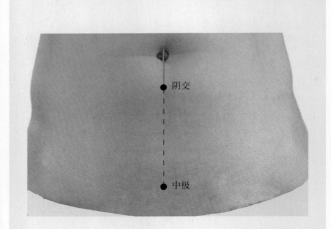

▲ 图1-39 阴交透中极

34. 天枢透气冲

【定位】天枢平肚脐，旁开 2 寸，向下至腹股沟稍上方、脐下 5 寸、前正中线旁开 2 寸的气冲穴（图 1–40）。

【操作】患者仰卧位，自天枢进针，针身沿腹部皮下与腹直肌之间，刺至曲骨旁开 2 寸的气冲穴。

【深度】进针 5 寸左右。

【针感】局部酸胀感。

【主治】胃痛、尿闭、附件炎等。

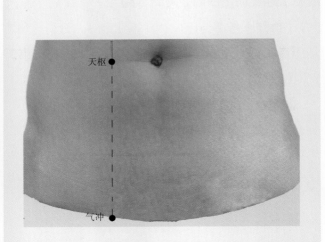

天枢●

气冲●

▲ 图 1-40　天枢透气冲

35. 风池透风池

【定位】风池穴位于枕骨之下，胸锁乳突肌与斜方肌上端之间的凹陷处（图 1–41）。

【操作】患者仰卧位，自风池进针，针身沿斜方肌下端刺至对侧的风池穴。

【深度】进针 3～4 寸。

【针感】酸胀等针感向后头部、前额放射。

【主治】精神病、项强头痛、枕神经痛等。

【注意】掌握好进针方向，以免损伤延髓。

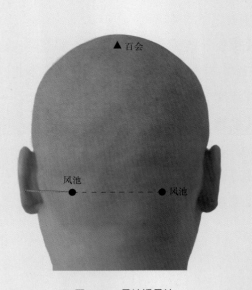

▲ 图 1-41　风池透风池

36. 大椎透神道

【定位】大椎穴位于第 7 颈椎棘突下，向下至第 5 胸椎棘突下的神道穴（图 1–42）。

【操作】患者俯卧位，自大椎进针，针身沿皮下与斜方肌之间下行，刺至第 5 胸椎棘突下的神道穴。

【深度】进针 4～5 寸。

【针感】酸胀感等针感向颈项部放射，甚至向前胸放射。

【主治】精神病、颈椎病等。

【注意】不可刺破胸壁，以免气胸。

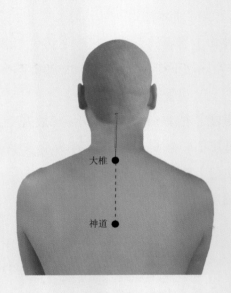

大椎

神道

▲ 图 1-42 大椎透神道

37. 神道透中枢

【定位】神道穴位于第 5 胸椎棘突下，向下至第 10 胸椎棘突下的中枢穴（图 1-43）。

【操作】患者俯卧位，自神道进针，针身沿皮下与斜方肌之间下行，刺至第 10 胸椎棘突下的中枢穴。

【深度】进针 4～5 寸。

【针感】局部酸胀感。

【主治】精神病、腰背肌筋膜炎等。

【注意】不可刺破胸壁，以免气胸。

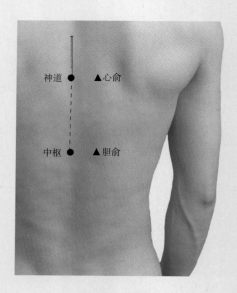

▲ 图 1-43 神道透中枢

38. 膈俞透气海俞

【定位】膈俞穴位于第 7 胸椎棘突下旁开 1.5 寸处，向下至第 3 腰椎棘突下旁开 1.5 寸气海俞穴（图 1-44）。

【操作】患者俯卧位，自膈俞进针，针身沿皮下与背阔肌之间下行，刺至第 3 腰椎棘突下旁开 1.5 寸气海俞穴。

【深度】进针 5～6 寸。

【针感】局部酸胀感。

【主治】肾下垂、腰痛等。

【注意】膈俞透气海俞应沿皮浅刺，不能深刺，以防伤及脏器。

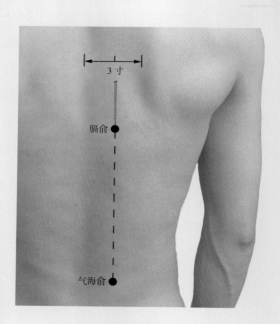

▲ 图 1-44　膈俞透气海俞

39. 阳纲透志室

【定位】阳纲位于第 10 胸椎棘突下旁开 3 寸处，向下至第 2 腰椎棘突下旁开 3 寸的志室穴（图 1-45）。

【操作】患者俯卧位，自阳纲穴进针，针身在皮下与背阔肌之间下行，刺至第 2 腰椎棘突下旁开 3 寸的志室穴。

【深度】进针 3～4 寸。

【针感】局部酸胀感。

【主治】肾下垂、腹痛等。

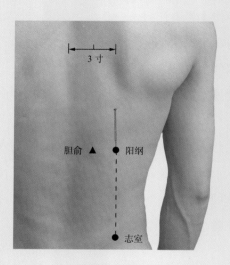

▲ 图 1-45　阳纲透志室

40. 志室透命门

【定位】志室位于第 2 腰椎棘突下旁开 3 寸，向内达第 2 腰椎棘突下的命门穴处（图 1-46）。

【操作】患者俯卧位，针尖由志室穴刺入，向内达命门穴。

【深度】进针 2.5～3 寸。

【针感】局部先呈酸胀感，继而以感应放射到下肢为佳。

【主治】腰椎间盘脱出症、腰椎增生性关节炎、腰扭伤、坐骨神经痛、阳痿、遗精、月经不调、带下、慢性腹泻等。

【注意】深部为肾脏，切不可针刺过深。

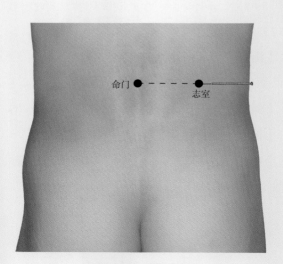

▲ 图 1-46　志室透命门

41. 秩边透承扶

【定位】秩边穴位于第 4 骶椎后孔，骶正中嵴旁开 3 寸处，向外下至臀下横纹中点之承扶穴（图 1–47）。

【操作】患者俯卧位，自秩边进针，针身沿臀大肌下刺至臀下横纹中点之承扶穴。

【深度】进针 5～6 寸。

【针感】局部酸胀感，沿下肢向足部放射。

【主治】坐骨神经痛、下肢瘫痪、运动障碍、下肢肌肉萎缩等。

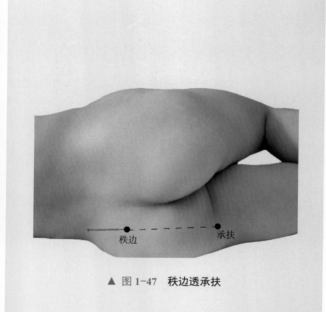

▲ 图 1-47　秩边透承扶

42. 承扶透殷门

【定位】承扶穴位于臀下横纹中点处，向下至承扶穴下 6 寸之殷门穴（图 1–48）。

【操作】患者俯卧位，自承扶进针，针身沿臀大肌下缘下刺至承扶与委中连线、承扶穴下 6 寸之殷门穴。

【深度】进针 4～5 寸。

【针感】局部酸胀感。

【主治】坐骨神经痛、下肢瘫痪、运动障碍、下肢肌肉萎缩等。

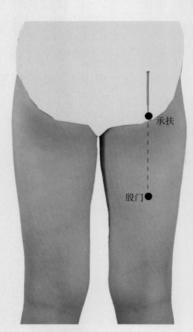

承扶

殷门

▲ 图 1-48　承扶透殷门

43. 髀关透梁丘

【定位】髀关穴位于髂前上棘下 4 寸处，向下至髌骨外上缘上 2 寸的梁丘穴（图 1–49）。

【操作】患者仰卧位，自髀关进针，针身沿股直肌肌腹直下，刺至髌骨外上缘上 2 寸的梁丘穴。

【深度】进针 8～10 寸。

【针感】局部酸胀感。

【主治】下肢运动障碍、下肢肌肉萎缩、胃痉挛等。

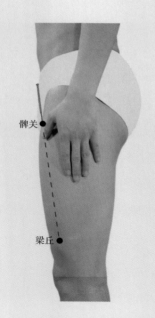

髀关

梁丘

▲ 图 1-49　髀关透梁丘

44. 足三里透下巨虚

【**定位**】足三里穴位于犊鼻穴下 3 寸，胫骨外缘 1 横指处，向下至足三里下 6 寸的下巨虚穴（图 1–50）。

【**操作**】患者仰卧位，自足三里进针，针身自胫骨前肌与趾长伸肌之间下行，刺至足三里下 6 寸的下巨虚穴。

【**深度**】进针 6～7 寸。

【**针感**】局部酸胀感，可向足部放射。

【**主治**】下肢瘫痪、胃痉挛、各种胃炎等。

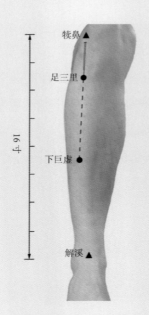

犊鼻 ▲

足三里 ●

16寸

下巨虚 ●

解溪 ▲

▲ 图 1-50　足三里透下巨虚

45. 足三里透承山

【定位】足三里穴位于犊鼻下 3 寸，胫骨外缘 1 横指处，向后下刺至腓肠肌肌腹下尖角凹陷处的承山穴（图 1–51）。

【操作】患者俯卧位，自足三里进针，针身从胫骨前肌与趾长伸肌之间向后下刺至承山穴。

【深度】进针 4～5 寸。

【针感】局部酸胀感，沿下肢向足部放射。

【主治】坐骨神经痛、下肢瘫痪、腓肠肌痉挛等。

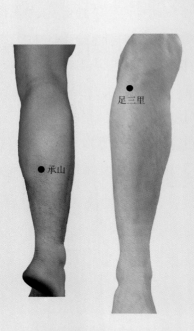

▲ 图 1-51 足三里透承山

46. 阳陵泉透悬钟

【定位】阳陵泉穴位于腓骨小头前下方凹陷中，向下至外踝尖上 3 寸腓骨前缘之悬钟穴（图 1–52）。

【操作】患者仰卧位，自阳陵泉进针，针身沿腓骨长肌下行，刺至外踝尖上 3 寸腓骨前缘之悬钟穴。

【深度】进针 7～8 寸。

【针感】局部酸麻胀感放射至足部。

【主治】下肢感觉、运动障碍等。

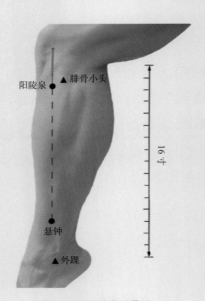

阳陵泉

▲腓骨小头

16寸

悬钟

▲外踝

▲ 图 1-52　阳陵泉透悬钟

47.条口透承山

【**定位**】条口穴位于犊鼻下 8 寸，胫骨外缘 1 横指处，斜向腓肠肌肌腹下尖角凹陷处的承山穴（图 1-53）。

【**操作**】患者仰卧位，自条口进针，针身沿胫骨前肌与趾长伸肌之间，刺至腓肠肌肌腹下的承山穴。

【**深度**】进针 3～4 寸。

【**针感**】局部酸胀感。

【**主治**】肩周炎、下肢瘫痪等。

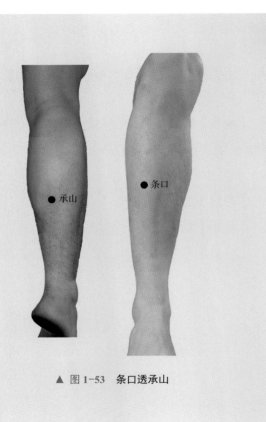

▲ 图 1-53　条口透承山

48. 光明透三阴交

【**定位**】光明穴位于外踝尖上 5 寸，腓骨前缘处，向内下至内踝上 3 寸胫骨面后缘之三阴交穴（图 1-54）。

【**操作**】患者仰卧位，自光明进针，针身沿趾长伸肌与腓骨短肌之间刺向内下方，刺至内踝上 3 寸胫骨面后缘之三阴交穴。

【**深度**】进针 3～4 寸。

【**针感**】局部酸麻胀感放射至足部。

【**主治**】小腿麻木、疼痛，下肢运动障碍等。

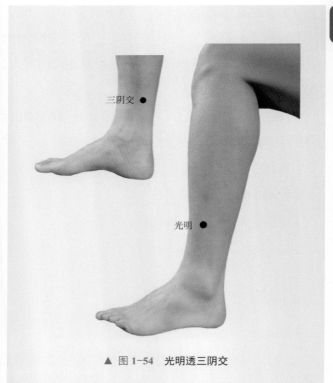

三阴交

光明

▲ 图 1-54　光明透三阴交

49. 三阴交透太溪

【**定位**】三阴交穴位于内踝尖上 3 寸，胫骨内侧缘后方处，向下至内踝尖与跟腱之间的太溪穴（图 1-55）。

【**操作**】患者仰卧位，自三阴交进针，针身在皮下刺至内踝尖与跟腱之间的太溪穴。

【**深度**】进针 2～3 寸。

【**针感**】局部酸胀感或触电感，向足部放射。

【**主治**】泌尿生殖系统疾病、肾下垂等。

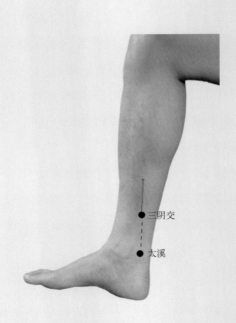

● 三阴交

● 太溪

▲ 图 1-55　三阴交透太溪

50. 太冲透涌泉

【定位】太冲穴位于足背第1、2跖骨结合部之前的凹陷处，斜下至足心、第2、3趾趾缝纹头端至足跟的前1/3处的涌泉穴（图1-56）。

【操作】患者取仰卧位，自太冲进针，针身沿踇长伸肌腱外缘斜下刺至足底涌泉穴。

【深度】进针2寸左右。

【针感】麻样感应向大、次趾放散。

【主治】肠疝痛、子宫出血、乳腺炎、遗精、早泄、足趾疼痛、足趾运动障碍、半身不遂、头顶痛等。

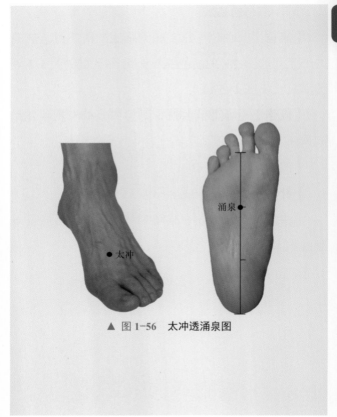

▲ 图 1-56　太冲透涌泉图

51. 公孙透涌泉

【定位】公孙位于第 1 跖骨基底的前下方，斜向内下至足心第 2、3 趾趾缝纹头端至足跟的前 1/3 处的涌泉穴（图 1-57）。

【操作】患者取仰卧位，针尖由公孙穴刺入，斜向涌泉穴。

【深度】进针 2～3 寸。

【针感】局部酸胀或麻样感。

【主治】急救昏迷、脑卒中、高血压、足底及足趾麻木等。

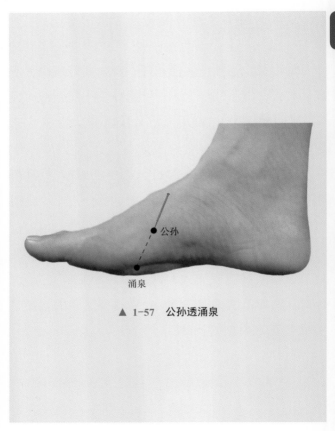

公孙

涌泉

▲ 1-57　公孙透涌泉

（二）常用经穴

常用经穴是指十二经和任、督脉循行路线上所属的穴位，即十四经穴。芒针选择了一部分常用经穴，作为创用穴、重用穴以外的补充，以备临床应用。

十四经脉所属穴位 361 个，其中一些穴位具有特殊的性能和治疗作用，所以将这部分穴位命之谓"特定穴"，包括五输穴、原穴、络穴、俞穴、募穴、八会穴、郄穴、交会穴、下合穴、八脉交会穴。例如，风池穴和三阴交穴，既是经穴，又是交会穴，因此，治疗范围比较广泛。芒针选择运用的就是这类重点经穴，作为芒针基本穴位。

（三）经外奇穴

经外奇穴是指既有一定的名称，又有明确的位置，但未列入或不便列入十四经穴的新穴位，这些新穴位一般在经络循行路线之外，但实际上一些经外奇穴不仅在经脉循行路线之上，而且有些则是几个经穴的组合，如十二井穴。芒针精选了一些经外奇穴并加以改良，如太阳透下关。

（四）阿是穴

阿是穴又称为天应穴，以压痛点或其他反应点定穴，既无固定的名称，又无固定的部位，但往往在选取它们进行临床治疗时，有较好的疗效。芒针疗法治疗某些疾病时，亦选取适当之阿是穴，以补充穴位之不足，更好地取得治疗效果。

◆ 适应证、禁忌证及注意事项

（一）适应证

芒针的适用范围基本与毫针治疗相同，范围广泛，但又有其独特的范围。我们采用芒针疗法主要用于神经系统的精神分裂症、中风、偏瘫、截瘫、重症肌无力、急性脊髓炎、头痛、面神经麻痹等疾病；运动系统的肩周炎、坐骨神经痛等疾病；消化系统的胃下垂、胃肠功能紊乱、各种胃炎等疾病；妇科系统的子宫脱垂等疾病；内科的支气管哮喘等疾病；泌尿系统的前列腺炎、前列腺增生等疾病。

（二）禁忌证

1. 久病体质虚弱者、过饥、过饱、孕妇和幼儿、少年病者。

2. 过敏性体质。

3. 肿块周围、进行性皮肤病。

4. 酗酒等某些难以配合治疗的患者。

5. 重要脏器部位，如心、肺、肝、脾等应禁针；胸背部不宜直刺，背俞穴可斜向棘突刺；项后诸穴如风府、风池等切忌向上斜刺，以免伤及延髓；其他重要部位，如囟门部、眼球部、鼓膜、喉头、气管、胸膜、睾丸、乳头等处禁刺。

（三）注意事项

1.由于芒针体长刺深，感应强，所以操作时必须取慎重态度，不可马虎轻率，避免针刺事故的发生。

2.针刺时必须缓慢，切忌快速提插，遇到阻力应退针或改变方向再进，防止刺伤内脏或大血管等。

3.由于芒针身长而细，如果技术不熟练，或者患者移动体位很容易发生弯针、滞针以至折针。所以针刺前必须注意针具的检查，进针后应嘱患者不可移动体位。

4.对患者要做好思想工作，防止对较长的针具发生恐惧心理，同时体位必须能舒适持久，防止发生晕针等事故。

5.应用其他针具能够奏效的疾病，一般不首先选用芒针。

下 篇
芒针疗法的临床应用

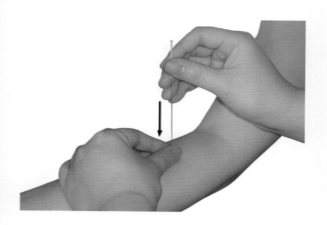

◆ 头痛

头痛，又称"头风"，是临床上常见的一种症状，主要表现为头部疼痛。现代医学认为，头痛分颅内疾病引起的头痛和颅外疾病引起的头痛，属中医学"脑风""首风"的范围。

中医学认为，头为"清阳之府""诸阳之会"，不论外感或内伤均可引起头部疼痛。根据经络在头部的走行，后头痛为太阳经头痛；前头痛为阳明经头痛；偏头痛为少阳经头痛；头顶痛为厥阴经头痛。

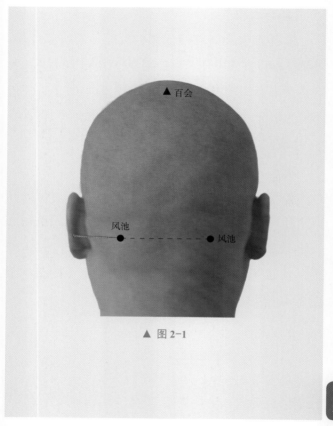

▲ 图 2-1

【临床表现】

患者自觉头部包括前额、额颞、顶枕部疼痛。外感疼痛以突然发作、疼痛剧烈、痛无休止为特征；内伤头痛以缓慢发病、病势绵绵、时痛时止、长久不愈为特征，劳累或情志刺激后可加重。

【取穴】

主穴：风池、太阳、百会、阿是穴。

配穴：多依据疼痛部位配合相应部位所行经脉取穴和局部取穴。前头痛选神庭透印堂，偏头痛选头维透太阳、太阳透率谷、太阳透下关，后头痛选风池透风池，头顶痛选太冲透涌泉（图2-1至图2-4）。

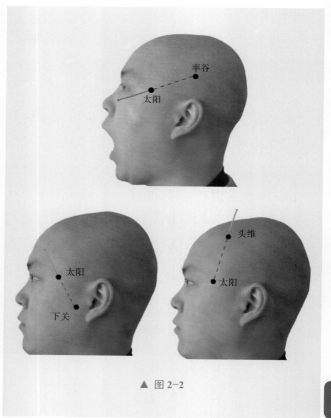

▲ 图 2-2

【针法】

神庭透印堂、头维透太阳、太阳透率谷，操作为分别从神庭、头维、太阳进针，针身均沿皮下分别刺至印堂、太阳、率谷，进针 3～4 寸。

太阳透下关，芒针弯刺法，自太阳穴进针，针尖斜向下稍后方，轻捻缓进，经过颧弓直达下关刺入 2～3 寸，令感应缓缓下行，以上齿及颊部酸胀感为佳。

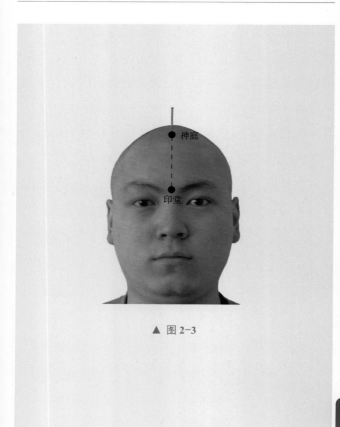

▲ 图 2-3

风池透风池，自风池进针，针身沿斜方肌下端刺至对侧的风池穴，进针3～4寸。

太冲透涌泉，自太冲进针，针身沿踇长伸肌腱外缘斜下刺至足底涌泉穴，进针2寸左右。

每日1次，取得针感后留针20分钟，10次为1个疗程。

针灸治疗头痛疗效显著，尤其对于某些功能性头痛可达到治愈的目的，但应注意原发病的治疗。

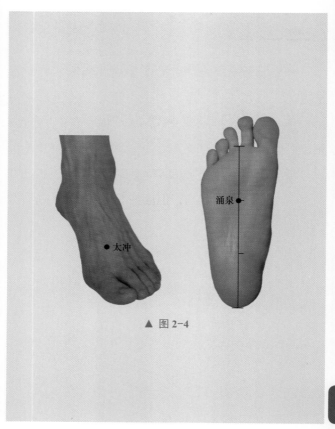

▲ 图 2-4

附：偏头痛

偏头痛是反复发作的一侧搏动性头痛，是临床常见的原发性头痛。本病多由于颈外动脉痉挛或异常扩张而引起阵发性的一侧头痛，常伴有恶心呕吐、颈动脉强烈搏动等一系列症状，多见于女性，并常与月经周期有关，属中医学"头痛"范畴。

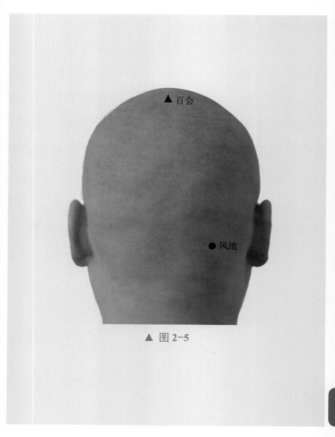

▲ 图 2-5

【临床表现】

以头部一侧搏动性疼痛或钻痛为特征。典型发作前常感倦怠无力、畏光、畏声等前驱症状，最常见为视觉先兆，如闪光、暗点、视觉缺损等，持续时间约数分钟至1小时，后出现头痛症状。头痛多起自一侧额部及前额，逐渐向周围扩展，多为搏动性或钻痛，常伴有恶心、呕吐、视力障碍、面色苍白、头部血管充盈、搏动增强、多汗等症状，可因活动头颈部而加重。发作中服用麦角胺、咖啡因，头痛可终止或减轻。

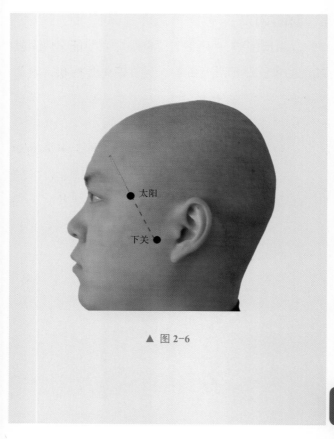

太阳

下关

▲ 图 2-6

【取穴】

太阳透下关、风池、上脘、中脘、阳陵泉、太冲透涌泉、外光明（图 2-5 至图 2-9）。

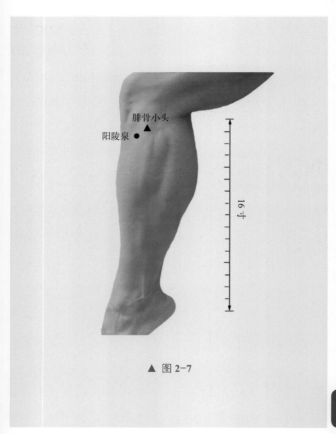

腓骨小头

阳陵泉

16寸

▲ 图 2-7

【针法】

太阳透下关，芒针弯刺法，自太阳穴进针，针尖斜向下稍后方，轻捻缓进，经过颧弓直达下关刺入 2～3 寸，令感应缓缓下行，以上齿及颊部酸胀感为佳。

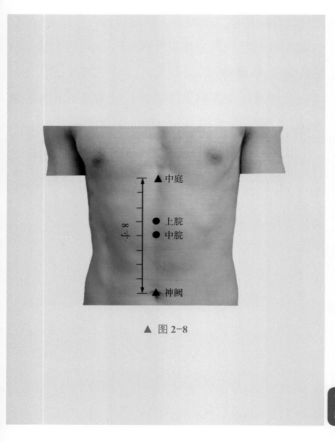

▲ 图 2-8

上脘、中脘穴均直刺，轻捻缓进，进针4～5寸，以针感放射至少腹为度或上脘向中脘透刺，轻捻缓进，进针4～5寸。

太冲透涌泉，自太冲进针，针身沿踇长伸肌腱外缘斜下刺至足底涌泉穴，进针2寸左右。

余穴常规方法操作。

每日1次，10次为1个疗程。

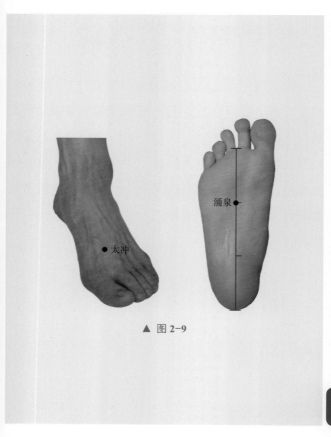

太冲

涌泉

▲ 图 2-9

◆ 臂丛神经痛

　　臂丛神经痛是指臂丛神经（由第 5～8 颈神经前支及第 1 胸神经前支的大部分组成）受损，产生其所支配范围的疼痛为主要表现的疾病。有原发性和继发性之分，常见病因有颈脊髓膜病变、颈胸神经根炎、外伤、骨折、局部受压等，因颈椎病所致者更为常见，多见于成年人。属中医学"痹证"等范畴。

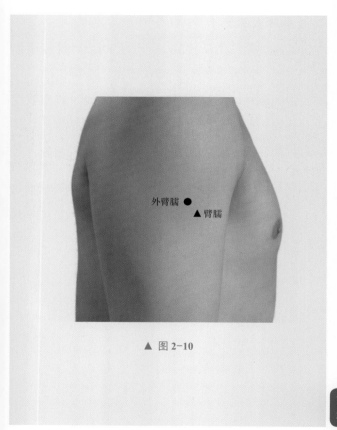

外臂臑 ●
▲ 臂臑

▲ 图 2-10

【临床表现】

多为一侧性上肢疼痛，一般起病急，疼痛于颈根、肩胛、锁骨上区向上臂、前臂、手部扩散。疼痛初为间歇性，后呈持续性刺痛、跳痛，肩关节旋转或外展、肘关节伸直时加重，肘关节屈曲、上肢活动时减轻，一般持续数小时或 1～2 周后消失，多继发上肢无力。

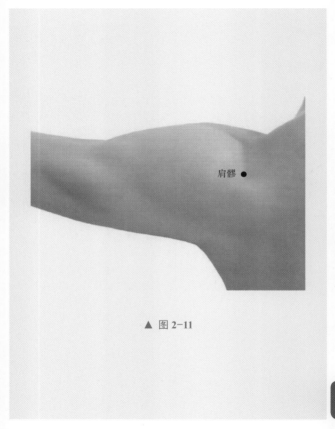

肩髎 ●

▲ 图 2-11

【取穴】

主穴：颈臂、极泉、青灵、少海、风池、内关、合谷透后溪。

配穴：肩髎、外臂臑、曲池（图 2-10 至图 2-15）。

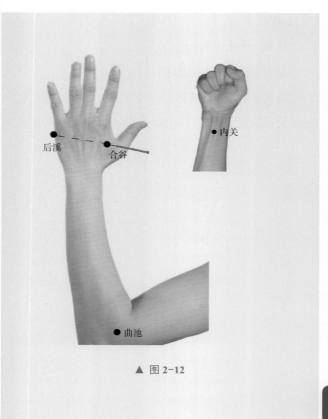

▲ 图 2-12

【针法】

颈臂，患者取仰卧位，针尖呈水平方向刺入稍向后偏，进针时轻捻缓进，进针 0.3～0.8 寸，以酸麻及触电样感应由臂放射至手指为佳；极泉穴通常下移 1 寸取穴，针感向手指放射。

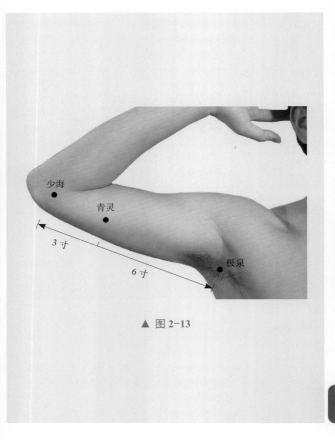

▲ 图 2-13

合谷透后溪，自合谷进针，针身沿手掌刺向尺侧，刺至掌指横纹尺头赤白肉际之后溪穴，进针3寸左右。

外臂臑针尖斜向上内方，进针3～4寸。

余穴常规方法操作。

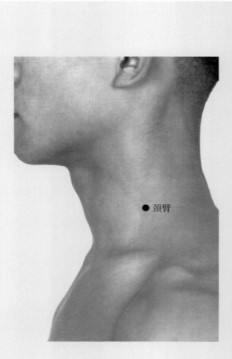

● 颈臂

▲ 图 2-14

每日或隔日 1 次，10 次为 1 个疗程。

芒针疗法可促使病损神经恢复正常功能。由于引起臂丛神经痛的病证较多，故除对症治疗外，继发性的还应对病因即原发病症进行治疗。除以上方法外，激光、微波、艾灸、拔罐等均可酌情选用，另外配合推拿则疗效更著。

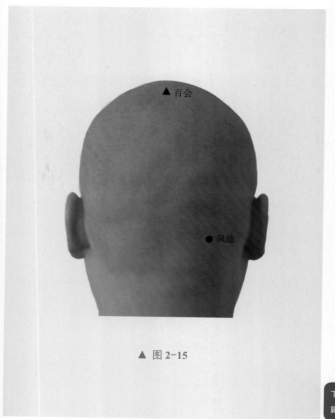

▲百会

●风池

▲ 图 2-15

◆ 三叉神经痛

三叉神经痛指一种原因不明的在面部三叉神经一支或数支分布区内出现短暂性、阵发性、反复发作性剧烈疼痛，而无神经感觉和运动传导功能障碍的病证。本病是神经痛中最常见的一种，病因不明，又称原发性三叉神经痛，也有极少数继发于肿瘤、颅底炎症等其他原因。在中医学"头痛""偏头风"中有相似描述。

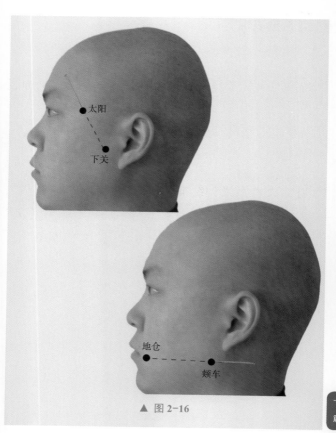

太阳

下关

地仓

颊车

▲ 图 2-16

【临床表现】

面部三叉神经分布区内突然发生闪电样剧痛，常从鼻翼外向上颌，或从口角向下颌放射，呈烧灼、刀割、撕裂样疼痛，常伴患侧面肌抽搐、流涕、流涎，数秒钟或数分钟后自行缓解短暂的极为剧烈的发作性疼痛，尤以第二、第三支为多，且多为单侧。本病发作短暂，持续1～2分钟，缓解期无痛如常人。疼痛可因触及面部某一点而诱发，该处称为扳机点，如上下唇、口角、鼻翼、颊部、舌等部位。

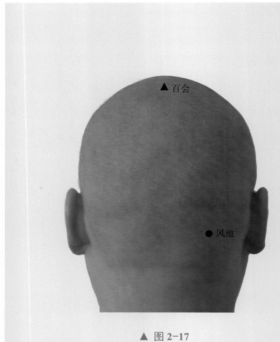

▲ 图 2-17

【取穴】

主穴：上脘、风池。第一支以鱼腰透攒竹，阳白透鱼腰为主；第二支、第三支以太阳透下关，下颊车为主。

配穴：迎香透下睛明、颊车透地仓、合谷透鱼际、下关、列缺、曲池、太冲（图 2-16 至图 2-21）。

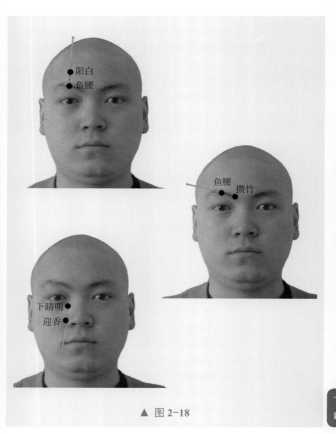

▲ 图 2-18

【针法】

上脘直刺，轻捻进针，深度 4～5 寸，以针感下行至脐下为佳。

风池穴刺向对侧眼窝，深度 1.5～2 寸，捻转泻法，感应以沿头顶上窜至前额为佳。

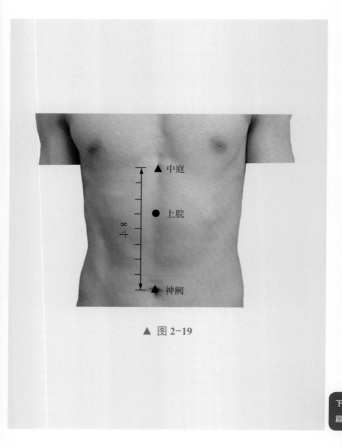

▲ 图 2-19

鱼腰透攒竹，从鱼腰进针，针身沿皮下刺至攒竹穴，进针 1 寸。

阳白透鱼腰，从阳白穴进针，针身沿皮下刺至眉弓中点的鱼腰穴，进针 1 寸。

太阳透下关，从太阳穴进针，针尖平斜向下稍后方，轻捻缓进，通过颧骨弓直达下关，深度 2～3.5 寸，感应以上齿及颊部酸胀感为佳。

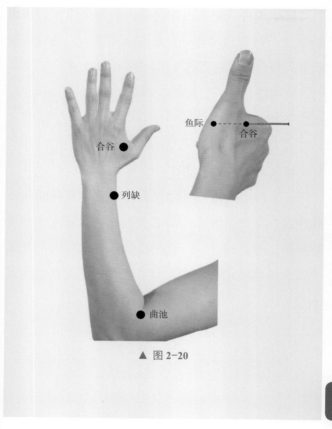

▲ 图 2-20

下颊车沿下颌骨内侧进针，向卵圆孔方向直刺2～3寸。颊车透地仓，针尖自颊车进入，针身从咬肌进入口轮匝肌刺至地仓穴，进针3～4寸。

合谷透鱼际，自合谷穴向下针刺，直对鱼际穴，深度达1～1.5寸，泻法。

余穴常规方法操作。

每日1次，10次为1个疗程。

三叉神经痛是一种顽固难治之症，目前尚无特效疗法，即使是神经切断术后也往往会复发或出现副作用。芒针治疗有一定的止痛效果，可以配合现代医学疗法及中药使用。对于继发者还应针对病因治疗。

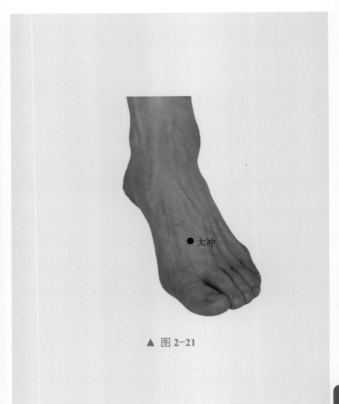

▲ 图 2-21

◆ 坐骨神经痛

坐骨神经痛是指沿坐骨神经通路及其分布区域（腰、臀、大腿后侧、小腿后外侧及足外侧）的放射性疼痛的一组临床症候群，是常见的周围神经疾病。坐骨神经痛可分原发性和继发性两类。原发性多与风湿、感染、受寒等因素有关；继发性多为邻近组织的病变压迫坐骨神经所致，青壮年以腰椎间盘突出症居多，老年人以增生性脊椎炎居多。在中医学"痹症"中可见类似描述。

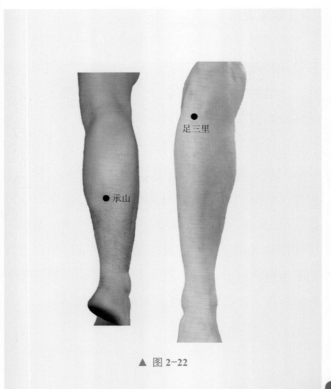

▲ 图 2-22

【临床表现】

下腰部或臀部疼痛，沿股后向小腿后外侧、足背外侧呈放射性、电击样、烧灼样钝痛、刺痛、灼痛，持续性或阵发性加重，行走、弯腰常使疼痛加重。检查时在臀部与大腿后侧有压痛点，直腿抬高试验阳性。通常分为根性坐骨神经痛和干性坐骨神经痛两种，临床上以根性坐骨神经痛多见。根性坐骨神经痛的病位在椎管内及神经根处，多继发于腰椎间盘突出症等，咳嗽或打喷嚏等导致腹压增加时可使疼痛加重。干性坐骨神经痛的病变部位在椎管外沿坐骨神经分布区，常见于髋关节炎、骶髂关节炎等疾病，该类型腹压增加时对疼痛无影响。

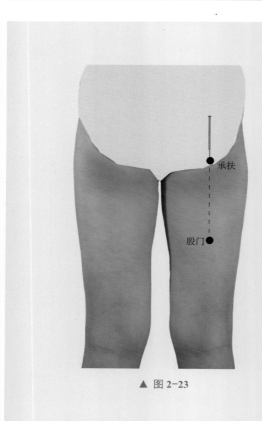

▲ 图 2-23

【取穴】

法一： 志室透命门、大肠俞、秩边、环跳、委中、阳陵泉、承山、昆仑。

法二： ①秩边、承扶透殷门、足三里透承山；②环跳、秩边透承扶、阳陵泉透悬钟（图 2-22 至图 2-26）。

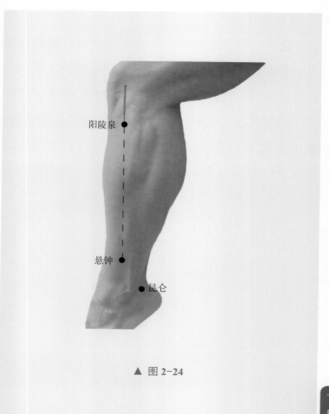

阳陵泉

悬钟

昆仑

▲ 图 2-24

【针法】

法一：志室透命门，从志室进针，针身在皮下与竖脊肌之间下行，刺至命门穴，进针 1.5～2 寸；大肠俞深刺，针尖刺向棘突间，深度为 3～5 寸，使穴位周围产生电击样灼热感，并向患肢放射至足部；秩边直刺 4～5 寸，令针感放射至下肢；环跳直刺 5～6 寸，使针感放射至足背或足趾；余穴常规方法操作。隔日或每日 1 次，10 次为 1 个疗程。

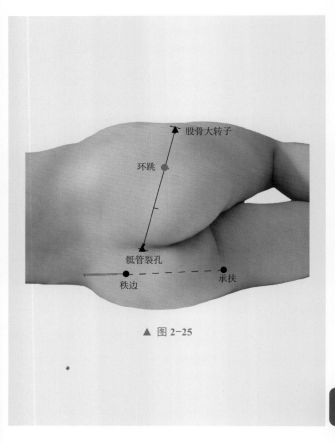

股骨大转子

环跳

骶管裂孔

秩边   承扶

▲ 图 2-25

法二：秩边直刺 4～5 寸，令针感放射至下肢；环跳直刺 5～6 寸，使针感放射至足背或足趾。若针刺这两穴针感不明显，则疗效差。承扶透殷门，从承扶进针，针身沿臀大肌下缘下刺至殷门穴，进针 4～5 寸；足三里透承山，从足三里进针，针身从胫骨前肌与足长伸肌之间向后下刺至承山穴，进针 4～5 寸；秩边透承扶，从秩边进针，针身沿臀大肌下刺至承扶穴，进针 5～6 寸；阳陵泉透悬钟，从阳陵泉进针，针身沿腓骨长肌下行，刺至悬钟穴，进针 7～8 寸。两组穴位交替针刺，每次选一组穴位，每日 1 次，取得针感后留针 20 分钟，10 次为 1 个疗程。

芒针疗法对原发性坐骨神经痛疗效明显，对继发性坐骨神经痛，只能作为辅助治疗，以缓解疼痛。对继发性坐骨神经痛，应以治疗原发病为主，标本结合。

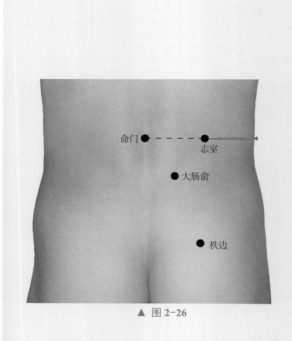

命门

志室

大肠俞

秩边

▲ 图 2-26

◆ 面神经炎

面神经炎，又叫特发性面神经麻痹，是颞骨内面神经管内段面神经急性非化脓性炎症引起周围性面神经麻痹。面神经麻痹可发生于任何年龄。中医学称为"面瘫"或"口眼歪斜"，主要病因为病邪阻滞面部经络，尤其以手太阳和足阳明经筋功能失调为主。

【临床表现】

以口眼歪斜为主要症状。患者常在清晨洗脸、漱口时发现口眼歪斜，面肌麻痹。检查时见患侧额纹消失，眼裂增大，鼻唇沟消失，口角下垂，口歪向健侧，患侧不能作蹙额、皱眉、闭眼、露齿、吹哨、鼓腮等动作，上、下眼睑不能闭合，患侧经常流泪、流涎，食物滞留于患侧颊和齿龈之间。

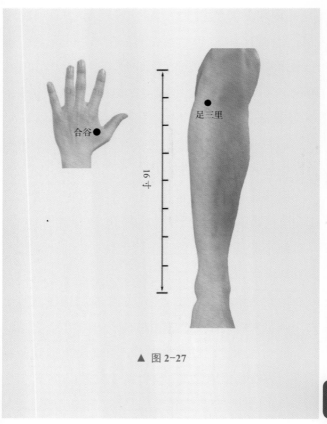

合谷

足三里

16 寸

▲ 图 2-27

【取穴】

阳白透鱼腰、颧髎透听宫、瞳子髎透听宫、地仓透水沟（或地仓透承泣，或颊车透地仓）、四白、翳风、合谷、足三里（图 2-27 至图 2-29）。

【针法】

阳白透鱼腰，自阳白穴进针，针身沿皮下刺至眉弓中点的鱼腰穴，进针 1 寸。

颧髎透听宫，自颧髎进针，针身沿面部表情肌刺向耳前听宫穴，进针 3 寸左右。

瞳子髎透听宫，自瞳子髎进针，针身沿颞肌刺向耳前听宫穴，进针 3 寸左右。

地仓透水沟，自地仓进针，针身沿口轮匝肌于皮下刺至水沟穴，进针 2 寸左右。

地仓透承泣，自地仓进针，针身进入口轮匝肌沿上唇方肌刺至承泣穴，进针 4 寸左右。

颊车透地仓，针尖自颊车进入，针身从咬肌进入

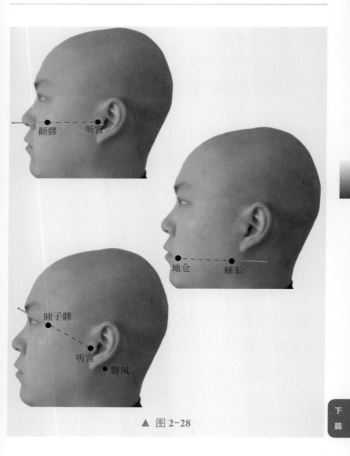

▲ 图 2-28

口轮匝肌刺至地仓穴，进针 3～4 寸。

余穴常规方法操作。

每日 1 次，取得针感后留针 20 分钟，10 次为 1 个疗程。

面神经炎在病发初期 1 周左右针灸疗效一般欠佳，之后效果比较显著。本病一般虽可自愈，但经穴位治疗，可提高恢复率和缩短病程，并且可明显减少后遗症。

附：中枢性面瘫

中风患者亦可出现口眼歪斜，该类属于中枢性面瘫。多由于支配面部的上运动神经元受损所致，常见于脑血管意外患者。其与周围性面瘫都表现为一侧面部口眼歪斜，区别在于中枢性面瘫患者眼裂上部表情肌未受损，故蹙额、皱眉动作不受影响，眼睑可闭合。中枢性面瘫患者治疗取穴基本同上。

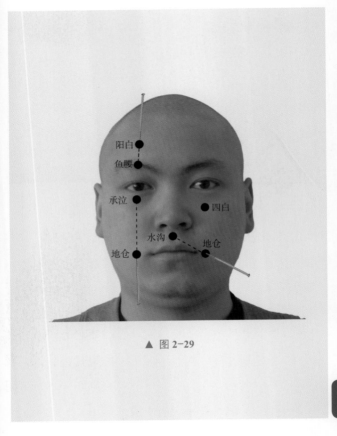

▲ 图 2-29

◆ 面肌痉挛

面肌痉挛是指以阵发性、不规则的一侧面部肌肉无病性的不自主抽搐为特点的疾病。本病机制不明确，多为神经炎的后遗症，属中医学"面风""筋惕肉瞤"的范畴。

【临床表现】

一侧面部肌肉阵发性抽搐，从眼睑周围细小的间歇性肌肉抽搐逐渐扩散至面及口角，引起同一侧的面部及口角抽搐，少数患者可伴有面部轻微疼痛。本病常在精神紧张时加重，睡眠时症状消失。

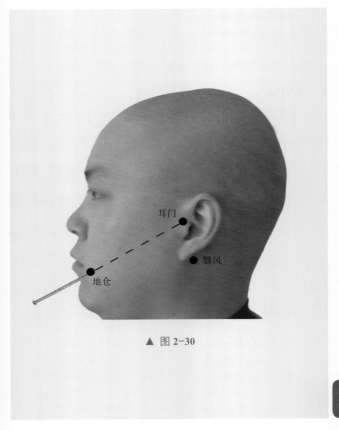

▲ 图 2-30

【取穴】

鱼腰透攒竹、迎香透下睛明、地仓透承浆、地仓透耳门、翳风、合谷（图 2-30 至图 2-32）。

【针法】

鱼腰透攒竹，自鱼腰穴进针，针身沿皮下刺至攒竹，进针 1.5 寸。

迎香透下睛明，自迎香进针，沿皮刺入，进针 1～2 寸。

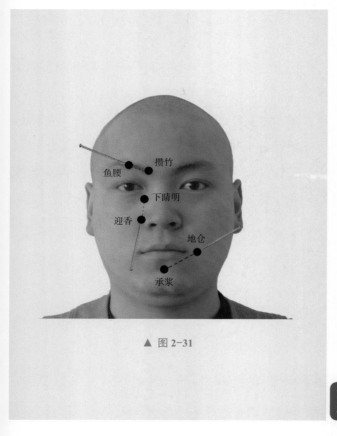

攒竹

鱼腰

下睛明

迎香

地仓

承浆

▲ 图 2-31

地仓透承浆，自地仓进针，针身沿口轮匝肌于皮下刺至承浆穴，进针 2 寸左右。

地仓透耳门，自地仓进针，针身沿面部表情肌刺向耳门穴，进针 3 寸左右。

余穴常规方法操作。

留针 20～30 分钟，隔日 1 次，10 次为 1 个疗程。

芒针治疗面肌痉挛一般可缓解症状，减少发作时间和程度。由于该病可因精神紧张而发作或加重，故治疗期间患者应保持心情舒畅，防止精神紧张和急躁。

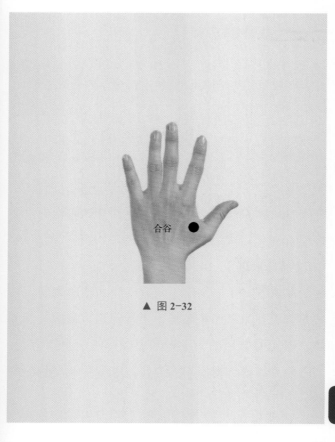

合谷

▲ 图 2-32

◆ 尺神经麻痹

尺神经麻痹是指尺神经（发自臂丛内侧束）受损，产生以所支配范围（掌面近尺侧 1/3 区和小指全部及环指尺侧的皮肤；手背面近尺侧 1/2 区及小指、环指全部，中指尺侧的皮肤；前臂腕屈肌和指深屈肌的尺侧半及手肌内侧大部分包括小鱼际肌、拇收肌、骨间肌和第 3、4 蚓状肌）的感觉、运动异常为主要表现的疾病。本病属中医学"麻木""痿证"的范畴。

【临床表现】

本病依据受损部位不同有不同的临床表现，其中典型表现为爪形手畸形，手掌凹陷，掌指关节过伸，指间关节屈曲，手指畸形以环指、小指为著，屈腕能力减弱，拇指不能内收，患侧手背尺侧小鱼际、小指和环指的尺侧皮肤感觉消失。

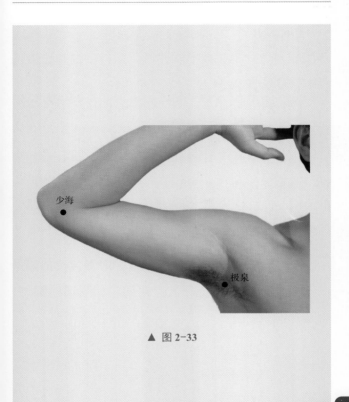

▲ 图 2-33

【取穴】

极泉、少海、曲池、养老、阳谷、合谷透后溪（图 2-33 和图 2-34）。

【针法】

极泉穴通常下移 1 寸取穴。

合谷透后溪，从合谷进针，针身沿手掌刺向尺侧，刺至后溪穴，进针 3 寸左右。

余穴常规方法操作。

隔日 1 次，10 次为 1 个疗程。

针灸治疗本病有一定的疗效，取穴常按神经走行与局部取穴相结合，治疗期间应加强功能锻炼，促进功能恢复。

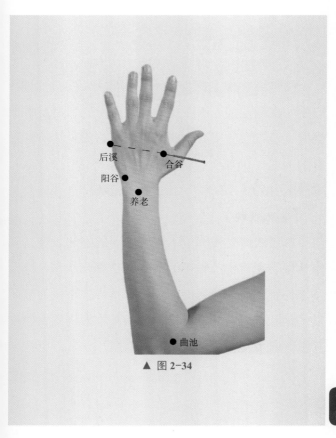

后溪

合谷

阳谷

养老

曲池

▲ 图 2-34

◆ 桡神经麻痹

桡神经麻痹是桡神经（发自臂丛后束）受损，产生所支配范围（手背桡侧半和拇指、示指及中指桡侧近节背面的皮肤；肱三头肌和肱桡肌及前臂所有的伸肌）的感觉、运动异常为主要表现的疾病。本病属中医学"麻木""痿证"的范畴。

【临床表现】

本病依据受损部位不同有不同的临床表现，其中典型表现为腕及指不能伸直而呈垂腕状态，拇指不能伸直外展，前臂旋前畸形，其中腕下垂为最明显的症状；患肢腕，拇指、示指及中指桡侧背侧皮肤感觉麻木或消失。

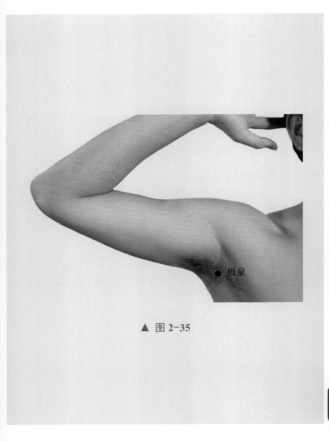

▲ 图 2-35

【取穴】

极泉、曲池、手三里、阳溪、合谷透后溪（图 2-35 和图 2-36）。

【针法】

极泉穴通常下移 1 寸取穴。

合谷透后溪，从合谷进针，针身沿手掌刺向尺侧，刺至后溪穴，进针 3 寸左右。

余穴常规方法操作。

隔日 1 次，10 次为 1 个疗程。

针灸治疗本病有一定的疗效，取穴常按神经走行与局部取穴相结合，治疗期间应加强功能锻炼，促进功能恢复。

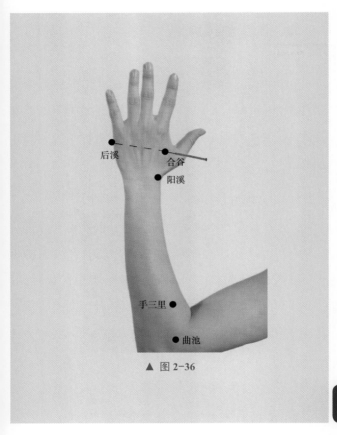

后溪

合谷

阳溪

手三里

曲池

▲ 图 2-36

◆ 正中神经麻痹

正中神经麻痹是正中神经（发自臂丛外侧束和内侧束的两根组成）受损，产生所支配范围（手掌桡侧 2/3 区，拇指、示指、中指全部及环指桡侧掌面及其末节背面的皮肤；肱桡肌、尺侧腕屈肌、指深屈肌尺侧半以外的所有前臂的屈肌）的感觉、运动异常为主要表现的疾病。本病属中医学"麻木""痿证"的范畴。

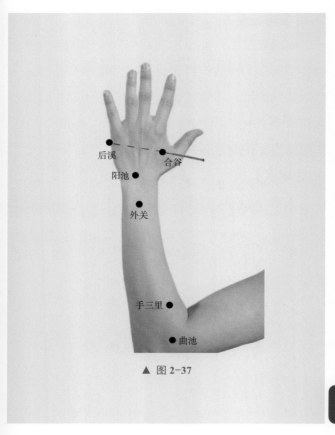

▲ 图 2-37

【临床表现】

本病依据受损部位不同有不同的临床表现，其中典型表现为腕管综合征，出现"猿手"畸形，大鱼际肌肉萎缩，手掌平坦，拇指不能对掌，以拇指运动障碍为主，患侧手掌桡侧及拇指、示指、中指、环指桡侧皮肤感觉消失。

【取穴】

主穴：极泉、少海、曲池、手三里、合谷透后溪。

配穴：腕管综合征加尺泽、外关、阳池、中渚（图 2-37 至图 2-39）。

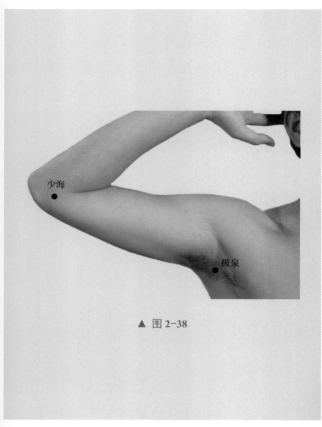

▲ 图 2-38

【针法】

极泉穴通常下移 1 寸取穴。

合谷透后溪，从合谷进针，针身沿手掌刺向尺侧，刺至后溪穴，进针 3 寸左右。

余穴常规方法操作。

每日 1 次，10 次为 1 个疗程。

针灸治疗本病有一定的疗效，取穴常按神经走行与局部取穴相结合，治疗期间应加强功能锻炼，促进功能恢复。

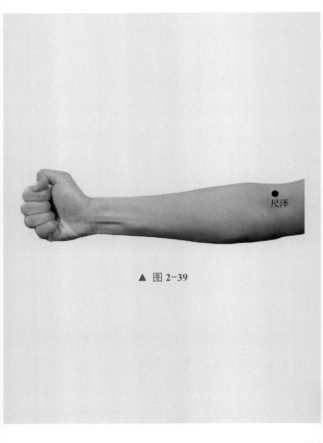

▲ 图 2-39

◆ 腓神经麻痹

腓神经麻痹是腓神经（坐骨神经的一个分支，分为腓浅神经和腓深神经）受损，产生所支配范围（腓骨长肌、腓骨短肌、小腿肌前群和足背肌，小腿前外侧下部、足背、趾背皮肤及第 1、2 趾相邻缘背面皮肤）的感觉、运动异常为主要表现的疾病。本病原因多为腓神经炎，多见于受寒或者感冒以后，也可因神经本身受到机械性压迫而发病，其他如外伤、感染、全身性疾病也可为致病原因，属中医学"麻木""痿证"的范畴。

【临床表现】

突然起病，患肢足部的伸肌及外展肌瘫痪，足和足趾不能背屈、外翻、伸趾，足下垂并内翻，行走时患者须把大腿抬得很高，使足跟也提高，称为"跨越步态"；小腿外侧下 2/3 和足背外侧一半的感

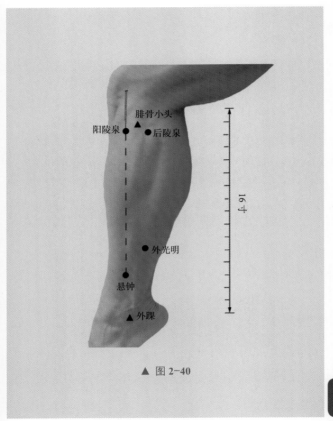

▲ 图 2-40

觉减弱或消失。

【取穴】

委中、阳陵泉透悬钟、后陵泉、足三里、外光明、解溪（图 2-40 和图 2-41）。

【针法】

阳陵泉透悬钟，从阳陵泉进针，针身沿腓骨长肌下行，刺至悬钟穴，使针感向足部放射，进针 7～8 寸。

后陵泉进针后向胫肌后缘斜向刺入，使针感向足部放射，进针 3～4 寸。

委中进针 2～5 寸，复式泻法，以足部抽动为佳。

余穴常规方法操作。

每日 1 次，10 次为 1 个疗程。

针灸治疗本病有一定的疗效，取穴常按神经走行与局部取穴相结合，治疗期间应加强功能锻炼，促进功能恢复。

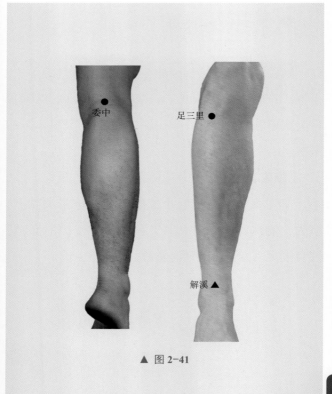

▲ 图 2-41

◆ 胸长神经麻痹

胸长神经麻痹是胸长神经（C_5～C_7 神经根前支）受损，产生所支配范围（前锯肌）的运动、感觉异常为主要表现的疾病，属中医学"痿证""麻木"的范畴。

【临床表现】

前锯肌瘫痪，在静止位时肩胛移位呈翼状肩，多为一侧性，臂外展水平位后不能再向上举起，可伴有腋窝下方及胸侧壁感觉减弱或消失。

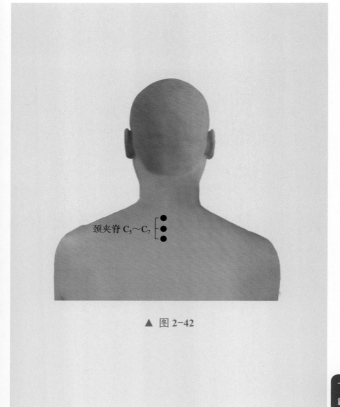

颈夹脊 $C_5 \sim C_7$

▲ 图 2-42

【取穴】

夹脊穴（$C_5 \sim C_7$）、曲垣、天宗、秉风、肩贞（图 2-42 和图 2-43）。

【针法】

夹脊穴（$C_5 \sim C_7$）沿皮平刺，进针 3 寸。

余穴常规方法操作。

留针 30 分，每日 1 次，10 次为 1 个疗程。

芒针治疗本病较为理想，治疗前应注意与肩周炎、颈椎病鉴别，治疗期间应加强功能锻炼。

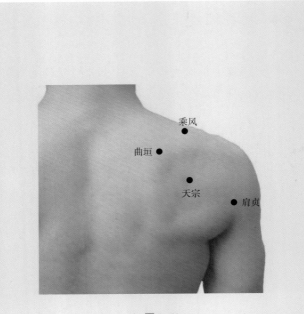

▲ 图 2-43

◆ 枕神经痛

枕神经痛是指枕大神经或枕小神经受到刺激时，引起的以后枕部和颈部疼痛为主的病证。它是神经内科常见病证之一，主要包括枕大神经痛、枕小神经痛、耳大神经痛。

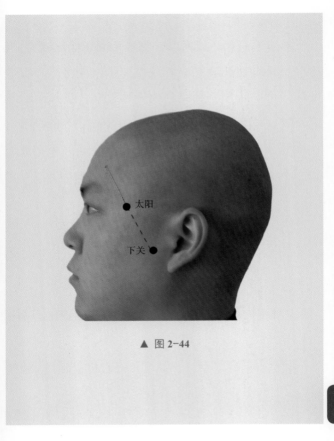

太阳

下关

▲ 图 2-44

【临床表现】

本病起病急，表现以一侧或两侧枕部疼痛为主，疼痛呈持续性钝痛并有阵发性加剧，也可呈阵发性发作，可向头顶、乳突部或外耳放射，头颈部活动或咳嗽、喷嚏时疼痛可加剧。枕外隆凸下常有压痛。枕神经分布区出现感觉过敏或轻度减退。患者被迫头部不动，头微前倾或侧倾。

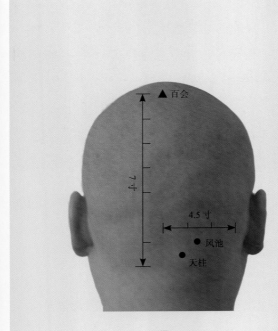

▲ 图 2-45

【取穴】

主穴：风池、太阳透下关、天柱。

配穴：阳陵泉、太冲透涌泉、天窗、中渚、列缺（图 2–44 至图 2–48）。

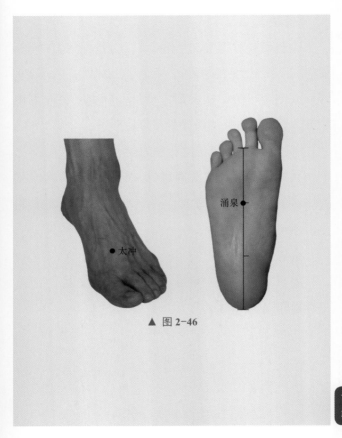

▲ 图 2-46

【针法】

风池朝向对侧眼窝，进针 1～2 寸，针感向前额放射。

太阳透下关，从太阳穴进针，针尖平斜向下稍后方，轻捻缓进，通过颧骨弓直达下关，深度 2～3.5 寸，感应以上齿及颊部酸胀感为佳。

太冲透涌泉，从太冲进针，针身沿踇长伸肌腱外缘斜下刺至足底涌泉穴，进针 2 寸左右。以捻转为主，强刺激。

余穴常规方法操作。

隔日 1 次，每次留针 30 分钟，10 次为 1 疗程，每疗程间隔 3～5 天。

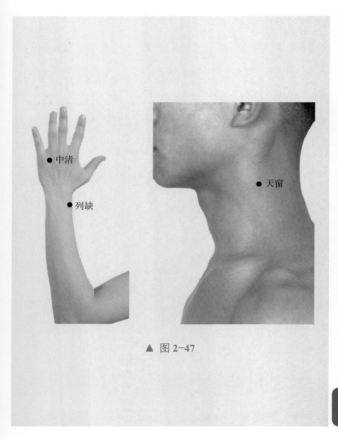

▲ 图 2-47

本病多为各种非细菌性炎症，如动脉硬化、病毒感染、外伤，以及局部肌肉、内关节病普所致的神经痛。治疗当以止痛为要。针灸治疗可缓解疼痛，联合使用穴位注射、按摩等2～3种方法，可以加强镇痛效果。如疼痛控制不理想时，一定要除外高颈髓及颅后窝的病变。

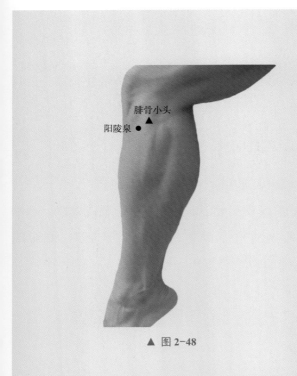

腓骨小头

阳陵泉

▲ 图 2-48

◆ 股外侧皮神经炎

股外侧皮神经炎，又名感受异常性股痛，是股外侧皮神经（来自腰丛）支配区域（大腿外侧皮肤）感觉异常的疾病，属中医学"皮痹""脾痹""着痹"等范畴。

【临床表现】

一侧或双侧大腿前外侧皮肤出现蚁走感、麻木或疼痛、烧灼感、针刺感，局部可有痛觉、触觉的减退，站立或步行过久后可加重。

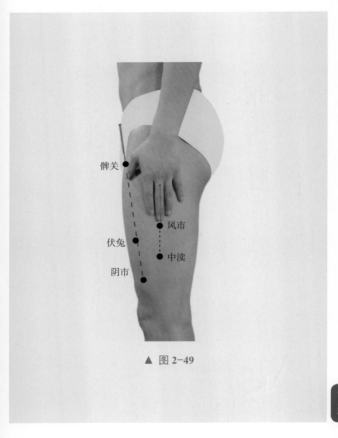

▲ 图 2-49

【取穴】

夹脊穴（$L_2 \sim L_3$），髀关透伏兔，风市透中渎，阴市透伏兔，阿是穴，足三里，阳陵泉，三阴交（图 2-49 至图 2-52）。

【针法】

夹脊穴（$L_2 \sim L_3$）沿皮透刺，进针可达 3 寸。

髀关透伏兔，从髀关进针斜向伏兔穴，进针 3～4 寸。

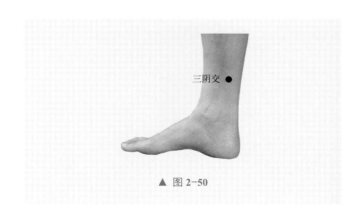

三阴交 ●

▲ 图 2-50

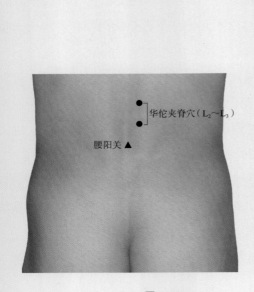

华佗夹脊穴（$L_2 \sim L_3$）

腰阳关 ▲

▲ 图 2-51

风市透中渎，从风市斜向中渎穴，进针 2～3 寸。

阴市透伏兔，从阴市斜向伏兔穴，进针 2～3 寸。

感觉迟钝或消失，在病灶处围刺、沿皮刺，针尖朝病灶中心透刺，每针距离 1 寸许。

阳陵泉向下斜刺，针身沿腓骨长肌下行，进针 3～4 寸，使针感向足部放射。

余穴常规操作。

留针 20 分钟。隔日 1 次，10 次为 1 个疗程。

股外侧皮神经炎临床较常见，针灸取穴以病变局部为主，配合梅花针、电针、艾灸、拔罐及熏洗等方法使用，更能提高治疗效果。

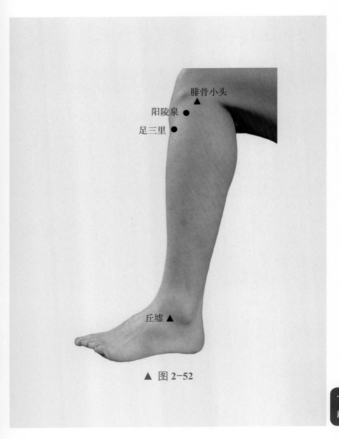

腓骨小头 ▲

阳陵泉 ●

足三里 ●

丘墟 ▲

▲ 图 2-52

◆ 急性感染性多发性神经炎

急性感染性多发性神经炎，又称为吉兰－巴雷综合征或急性多发性神经根炎，主要侵犯脊神经、脑神经的炎性脱髓鞘周围神经病，是一种常见的神经系统疾病。本病病因不清，以儿童及青壮年居多，春秋发病率较高，属中医学"痿证"的范畴。

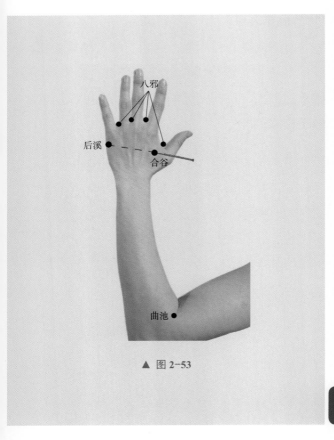

▲ 图 2-53

【临床表现】

急性或亚急性起病，起病前多有感染症状，四肢呈对称性、进行性、弛缓性瘫痪，肌张力减弱，腱反射消失，可有感觉异常或套状感觉减退或脑神经受累等症状。

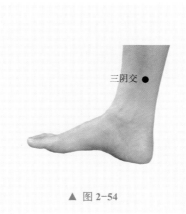

三阴交 ●

▲ 图 2-54

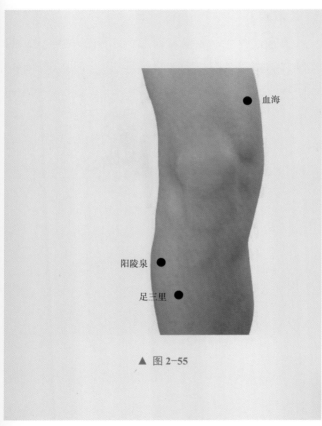

▲ 图 2-55

【取穴】

主穴：风池、极泉、曲池、合谷透后溪、秩边、环跳、志室透命门、阳陵泉、足三里、太冲透涌泉、三阴交、八邪、八风。

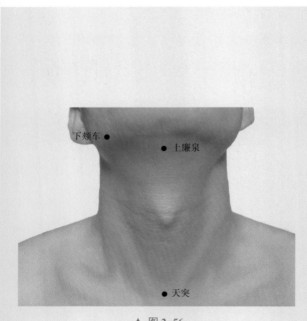

▲ 图 2-56

配穴：呼吸困难加天突；吞咽困难加上廉泉，下颊车透扁桃体；病程长，出现脑神经受累症状者均加上脘、中脘、血海（图 2-53 至图 2-62）。

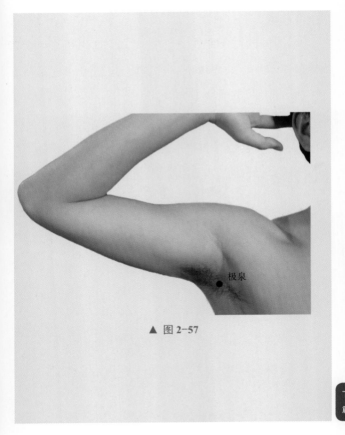

极泉

▲ 图 2-57

【针法】

风池朝向对侧眼窝，进针 1～2 寸，针感向前额放射。

极泉穴通常下移 1 寸取穴。

合谷透后溪，从合谷进针，针身沿手掌刺向尺侧，刺至后溪穴，进针 3 寸左右。

秩边与环跳二穴直刺、深刺 4～5 寸，使针感传向患侧下肢的远端。

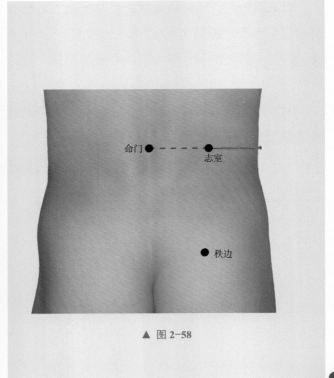

▲ 图 2-58

志室透命门，从志室进针，针身在皮下与竖脊肌之间下行，刺至命门穴，进针 1.5～2 寸。

阳陵泉向下斜刺，针身沿腓骨长肌下行，进针 3～4 寸。

太冲透涌泉，从太冲进针，针身沿踇长伸肌腱外缘斜下刺至足底涌泉穴，进针 2 寸左右。

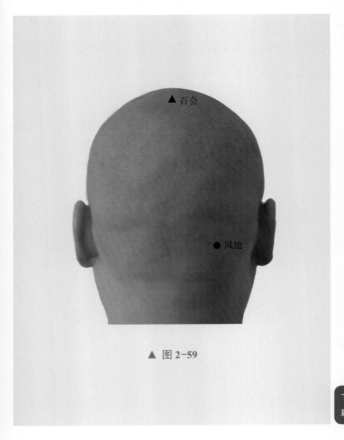

▲ 图 2-59

天突穴先直刺 0.5 寸左右，再用弯针法改变押手所掌握的角度，使针尖沿着胸骨柄后向下顺利刺入，进针 2～2.5 寸，小幅度捻转泻法，注意进针方向不可偏斜，待呼吸顺畅后立即出针，切不可留针。

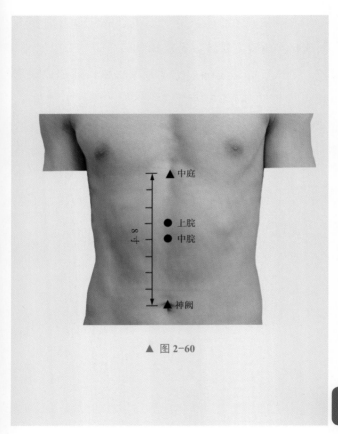

▲ 图 2-60

上廉泉向舌根方向直刺，进针 2.5～3 寸，提插泻法，不留针，针感以舌根抽紧感为佳。

下颊车透扁桃体，从下颊车进针，通过口底部刺向前上方，刺至咽峡部扁桃体处，进针 2 寸左右，使咽喉、扁桃体有抽紧感即可出针。

上脘、中脘直刺，进针 4 寸，使针感向两侧及小腹放射。

余穴芒针常规方法操作。

每日 1 次，10 次为 1 个疗程。

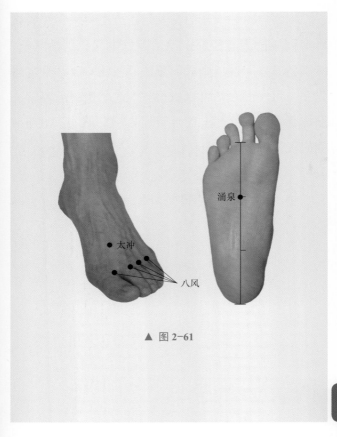

▲ 图 2-61

本病为急性或亚急性发病，严重者可因呼吸肌麻痹而威胁患者生命，故治疗依据"急则治其标，缓则治其本"的原则先以解决呼吸困难、吞咽障碍为主，可中西医结合积极抢救，症状缓解后再解决肢体骨骼肌等问题。芒针治疗本病有卓效，治疗期间应积极配合功能锻炼。

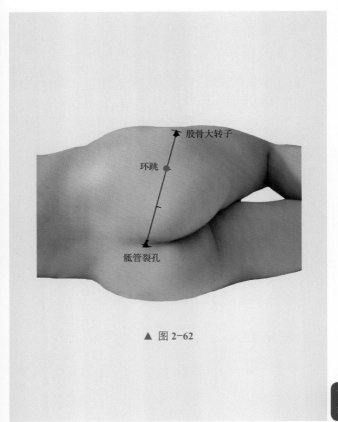

股骨大转子

环跳

骶管裂孔

▲ 图 2-62

◆ 多发性神经病

多发性神经病，又称为末梢神经炎，是指以四肢末端对称性的感觉、运动与植物神经功能障碍为主要表现的临床综合征。在中医学"痿证""痹证"中可找到类似的描述。

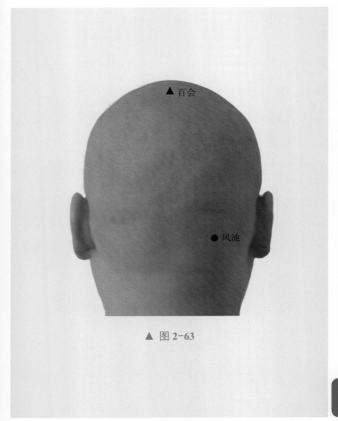

▲ 图 2-63

【临床表现】

急性或恶急性发病，主要表现为初起时肢体对称性感觉过敏或感觉异常，随后出现感觉减退以至消失，典型者为肢体对称性手套样及袜样感觉缺失，可从手足末端向上延伸等感觉障碍症状；手足无力，进而出现肌萎缩等运动障碍症状，运动和感觉症状的严重性可不一致；并可出现自主神经障碍症状，如病变皮肤变薄变冷、指甲变脆，出汗减少等。检查踝、桡、膝反射及二头肌反射均可减退或消失。

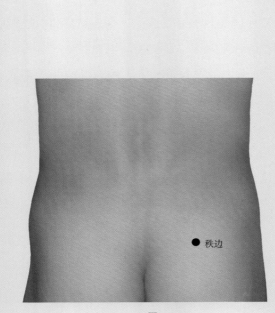

● 秩边

▲ 图 2-64

【取穴】

主穴：风池、极泉、曲池、合谷透后溪、上脘、中脘、秩边、阳陵泉、后陵泉。

配穴：呼吸困难加天突；吞咽困难加上廉泉，下颊车透扁桃体（图 2-63 至 2-69）。

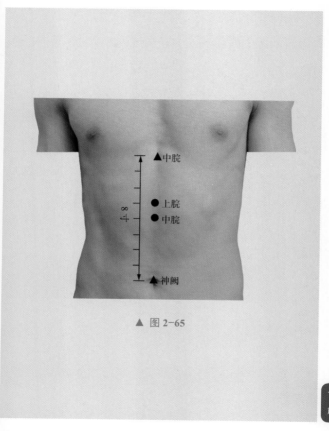

▲ 图 2-65

【针法】

风池朝向对侧眼窝，进针 1～2 寸，针感向前额放射。

极泉穴通常下移 1 寸取穴。

合谷透后溪，从合谷进针，针身沿手掌刺向尺侧，刺至后溪穴，进针 3 寸左右。

上脘、中脘直刺，进针 4 寸，使针感向两侧及小腹放射。

秩边直刺，进针 4～5 寸，使针感传向患侧下肢的远端。

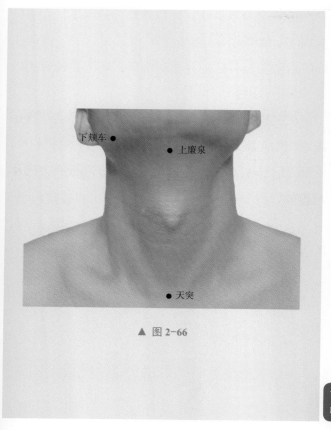

下颊车 ●

● 上廉泉

● 天突

▲ 图 2-66

阳陵泉向下斜刺，针身沿腓骨长肌下行，进针 3～4 寸，使针感向足部放射。

后陵泉进针后向胫肌后缘斜向刺入，使针感向足部放射，进针 3～4 寸。

天突穴先直刺 0.5 寸左右，再用弯针法改变押手所掌握的角度，使针尖沿着胸骨柄后向下顺利刺入，进针 2～2.5 寸，小幅度捻转泻法，注意进针方向不可偏斜，待呼吸顺畅后立即出针，切不可留针。

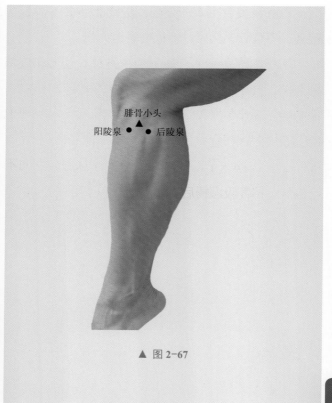

▲ 图 2-67

上廉泉向舌根方向直刺，进针 2.5～3 寸，提插泻法，不留针，针感以舌根抽紧感为佳。

下颊车透扁桃体，从下颊车进针，通过口底部刺向前上方，刺至咽峡部扁桃体处，进针 2 寸左右，使咽喉、扁桃体有抽紧感即可出针。

余穴芒针常规方法操作。

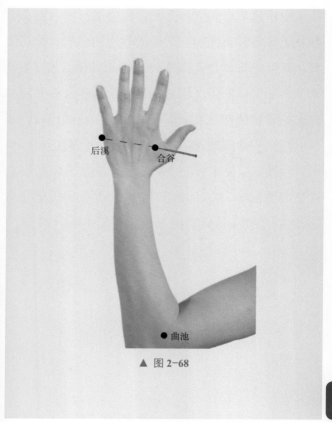

后溪　　　合谷　　　曲池

▲ 图 2-68

本病起病较急，多为感染、中毒、糖尿病、营养缺乏等多种原因引起的周围神经的感觉、运动障碍。治疗应以"治病求因""急则治其标，缓则治其本"为原则，病情严重者当以解决呼吸、吞咽困难为主，急针天突、上廉泉等，配合中西药抢救，缓解后再针肢体穴位，同时以治疗原发病为首务。

急性期应卧床休息，饮食富于营养并易于消化，注意局部保暖。发生瘫痪时注意经常翻身以防止褥疮发生。治疗恢复期的功能锻炼亦属必要。

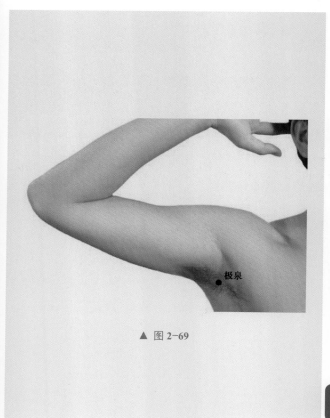

▲ 图 2-69

◆ 马方综合征

马方综合征，又称蜘蛛脚样指（趾）综合征，是先天性结缔组织异常的最常见的遗传性结缔组织病变，是常染色体显性遗传性疾病，多有家族史。本病主要累及骨骼、韧带、肌肉、心脏、结缔组织、眼等，其中骨骼畸形最常见。中医学认为本病为先天病变，源于肾，属中医学"痿证"的范畴。

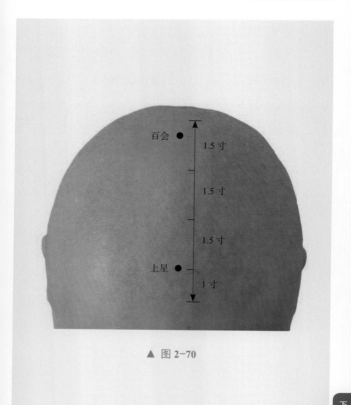

百会 ●

1.5 寸

1.5 寸

1.5 寸

上星 ●

1 寸

▲ 图 2-70

【临床表现】

手指和全身管状骨细长，并有韧带松弛及脊柱侧弯，表现为身高而细，四肢显著增长，尤以足趾、手指细长，被称为蜘蛛样指（趾）；足部常有明显外翻；胸廓呈漏斗状或扁平胸；韧带、肌腱及关节囊伸长、松弛，关节过度伸展。可伴有先天性晶体脱落、视网膜剥离，心脏可有二尖瓣关闭不全或脱垂、主动脉瓣关闭不全，动脉血管瘤等。

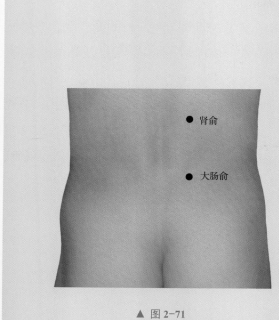

● 肾俞

● 大肠俞

▲ 图 2-71

【取穴】

百会、上星、曲池、外关、合谷、肾俞、大肠俞、委中、足三里、丰隆、阳陵泉、悬钟、太溪（图 2-70 至图 2-75）。

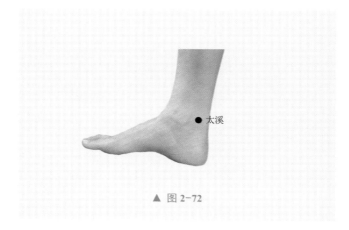

▲ 图 2-72

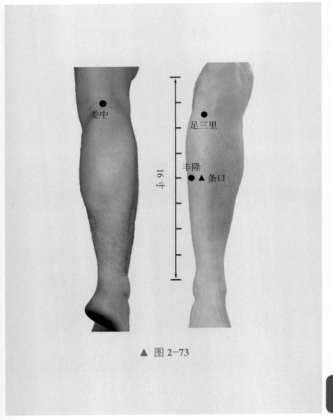

委中

足三里

丰隆 ●▲条口

16寸

▲ 图 2-73

【针法】

百会、上星沿皮平刺，捻转补法。

肾俞斜刺向脊柱正中，进针 1 寸。

大肠俞刺向横突，进针 3～4 寸，使感应向足部放射。

委中使针感向足放射。

余穴常规方法操作，平补平泻。

隔日 1 次，10 次为 1 个疗程。

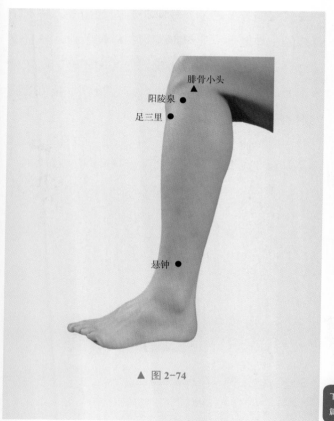

腓骨小头

阳陵泉

足三里

悬钟

▲ 图 2-74

　　马方综合征的主要危害是心血管病变，特别是合并的主动脉瘤，应早期发现，早期治疗。一旦确诊为合并有主动脉瘤或心脏瓣膜关闭不全，则应视情况考虑手术治疗。辅以针灸疗法治疗本病可收到一定的疗效。

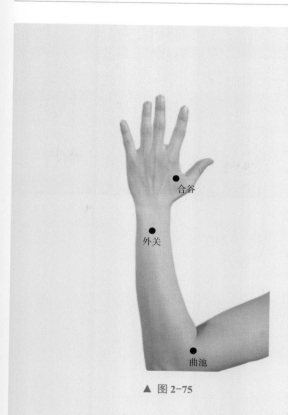

合谷

外关

曲池

▲ 图 2-75

◆ 脑震荡

脑震荡是指头部遭受外力作用后，发生短暂的脑功能障碍，无明显病理改变，是最轻的一种脑损伤。

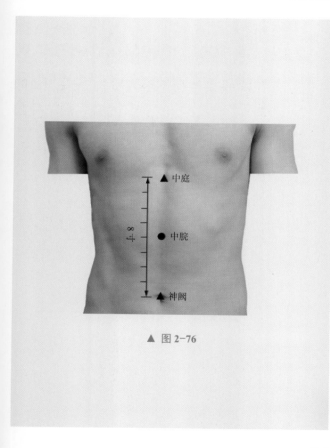

▲ 图 2-76

【临床表现】

受伤后短暂性昏迷，醒后有逆行性遗忘症，以及头痛、恶心和呕吐等症状，神经系统检查无阳性体征。其可以单独发生，也可以与其他颅脑损伤（如颅内血肿）合并存在，应注意及时做出鉴别诊断。

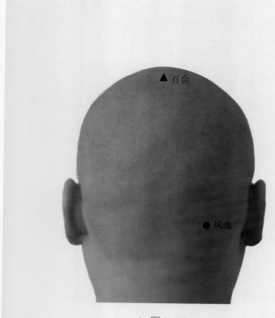

▲ 图 2-77

【取穴】

中脘、风池、百会、四神聪、内关（图 2–76 至图 2–79）。

【针法】

先针中脘穴以疏调气机，中脘直刺，进针 4 寸，以捻转泻法，使针感向小腹放射，得气后缓缓退出，按压针孔，不留针。

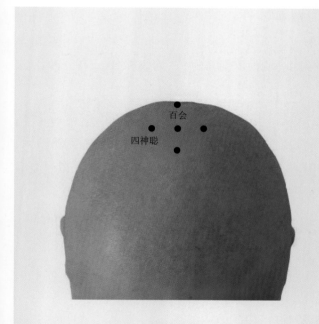

百会

四神聪

▲ 图 2-78

风池朝向对侧眼窝，进针1～2寸，针感向前额放射。

四神聪沿皮刺0.5寸，均留针20～30分钟。

内关穴以小幅度高额率捻转泻法。

芒针疗法治疗本病可收到良好的效果。注意，诊断为脑震荡的患者，伤后应短期留院观察2～3天，定时观察意识、瞳孔和生命体征的变化，以便及时发现可能并发的颅内血肿。

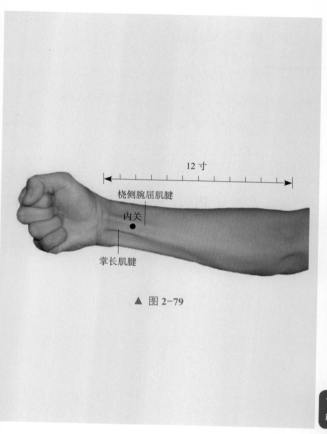

12 寸

桡侧腕屈肌腱

内关

掌长肌腱

▲ 图 2-79

附：脑外伤综合征

脑外伤综合征，又称脑外伤后神经衰弱综合征或脑震荡后综合征，属中医学"瘀血头痛""眩晕"的范畴。

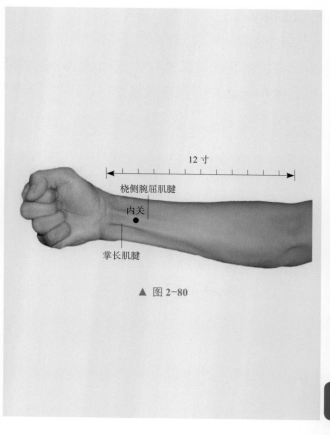

▲ 图 2-80

【临床表现】

脑外伤后 3 个月，以头痛、头昏、失眠为主要表现，在临床做出诊断时，神经系统检查并无阳性体征，CT 和 MRI 也无阳性发现。

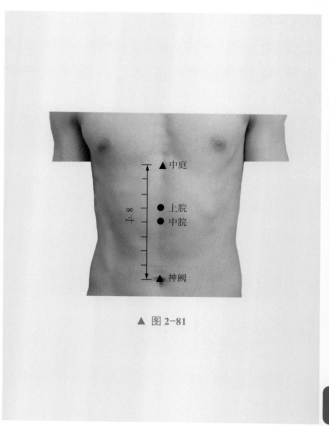

▲ 图 2-81

【取穴】

主穴：中脘、风池、百会、四神聪、内关。

配穴：率谷、上脘、血海、三阴交（图 2-80 至图 2-85）。

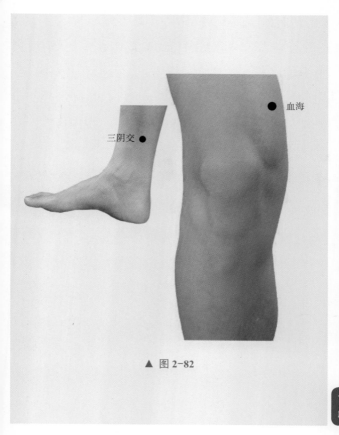

▲ 图 2-82

三阴交 ●

血海 ●

【针法】

百会、四神聪、率谷均沿皮刺 0.5 寸，均留针20 分钟。

上脘、中脘直刺，进针 4 寸，以捻转泻法，使针感向小腹放射，得气后缓缓退出，按压针孔，不留针。

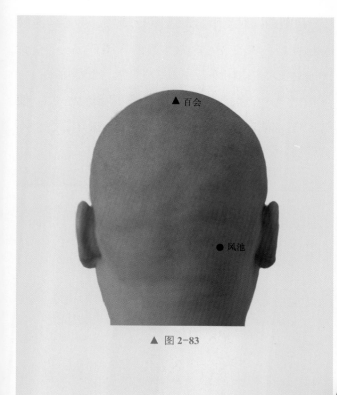

▲ 图 2-83

风池朝向对侧眼窝，进针 1～2 寸，针感向前额放射。

血海穴由内向外，直刺 2～3 寸，捻转泻法。

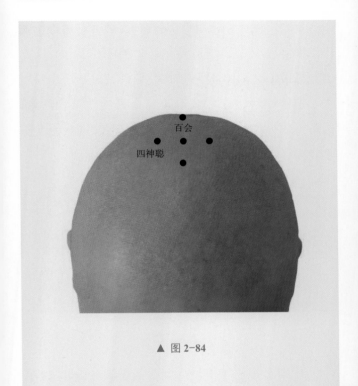

▲ 图 2-84

余穴常规操作，留针 20 分钟，留针时可行手法 1～2 次。

每日 1 次，10 次为 1 个疗程。

芒针疗法治疗本病可收到良好的效果。注意，诊断为脑外伤综合征时，必须进行追踪观察，尤其要警惕慢性硬膜下血肿及晚发的外伤性癫痫。

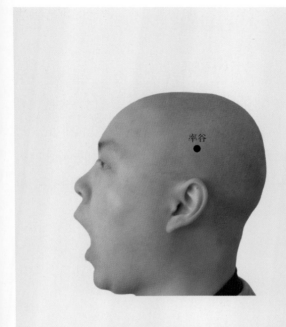

率谷

▲ 图 2-85

◆ 先天性脑积水

先天性脑积水，又称婴儿脑积水，指婴幼儿时期由于脑脊液循环受阻、脑脊液量增加，致使正常脑脊液所占有的空间即脑室或蛛网膜下腔扩大，形成头颅扩大、颅内压增高和脑功能障碍的一种疾病。本病常由于先天畸形、宫内感染引起，属中医学"解颅"范围。

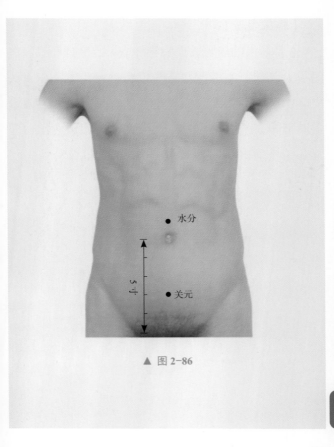

▲ 图 2-86

【临床表现】

6月龄内的患儿表现为头颅增大、额顶凸出、囟门扩大隆起、颅缝增宽、头顶扁平、头发稀少、头皮静脉怒张、面颅明显少于头颅、颅骨变薄，眼球常向下转，上部巩膜外露，瞳孔被下眼睑遮盖，即"落日征"阳性，严重患者可出现智力低弱。

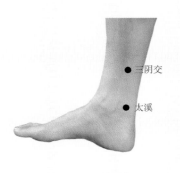

▲ 图 2-87

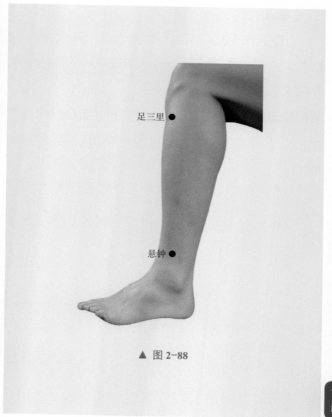

▲ 图 2-88

【取穴】

百会、四神聪、风池、大椎七点、关元、水分、足三里、三阴交、太溪、悬钟（图 2-86 至图 2-90）。

【针法】

百会、四神聪沿皮刺 0.5 寸，留针 20 分钟。

风池朝向对侧眼窝，进针 1～2 寸，针感向前额放射。

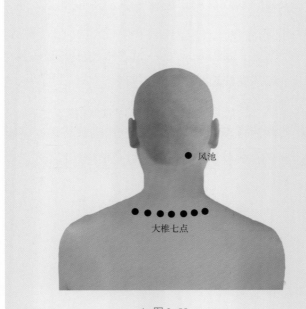

风池

大椎七点

▲ 图 2-89

关元、水分直刺，进针 2 寸，轻捻缓进，得气后立即出针。

足三里、三阴交、太溪、悬钟捻转补法。

余穴常规方法操作，多不留针。

每日 1 次，10 次为 1 个疗程。

芒针治疗本病效果良好，小儿肌肤娇嫩，多不留针。严重积水者应结合西医综合治疗。

中国科学技术出版社

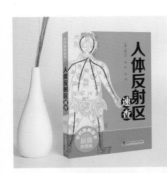

书名：人体反射区速查
定价：**19.80** 元

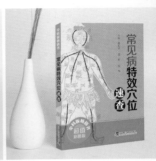

书名：常见病特效速查
定价：**19.80** 元

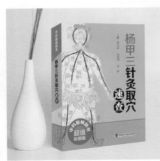

书名：杨甲三针灸取穴速查
定价：**29.80** 元

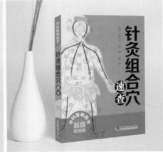

书名：针灸组合穴速查
定价：**19.80** 元

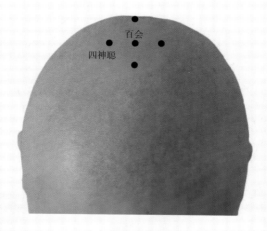

百会

四神聪

▲ 图 2-90